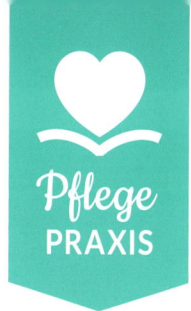
Pflege PRAXIS

Gabriela Koslowski

Pflegekräfte 50+ – die unverzichtbare Ressource

Was hochqualifizierte Mitarbeitende und Pflege-Unternehmen jetzt tun müssen

Expertisen nutzen, Qualitäten fördern, Forderungen akzeptieren

schlütersche

Gabriela Koslowski studierte praktische Psychologie und psychologische Beratung. Sie arbeitet als selbstständige psychologische Beraterin und zertifizierte Mediatorin in ihrem eigenen Unternehmen Lebensspur.org. Als Mentalcoach hält sie viele Vorträge und gibt Seminare in Unternehmen der Gesundheitsbranche.

»Sie sollten zwei Dinge niemals
verlieren: die Hoffnung,
dass alles besser wird, und die
Kraft, bis dahin durchzuhalten!
Sie werden es schaffen!«

GABRIELA KOSLOWSKI

Bibliografische Information der Deutschen Nationalbibliothek
Die Deutsche Nationalbibliothek verzeichnet diese Publikation in der Deutschen Nationalbibliografie; detaillierte bibliografische Daten sind im Internet über http://dnb.de abrufbar.

ISBN 978-3-8426-0910-5 (Print)
ISBN 978-3-8426-9206-0 (PDF)
ISBN 978-3-8426-9207-7 (EPUB)

Originalauflage

© 2024 Schlütersche Fachmedien GmbH, Hans-Böckler-Allee 7, 30173 Hannover
www.schluetersche.de

Aus Gründen der besseren Lesbarkeit wurde in diesem Buch gelegentlich die männliche Form gewählt, nichtsdestoweniger beziehen sich Personenbezeichnungen gleichermaßen auf Angehörige des männlichen und weiblichen Geschlechts sowie auf Menschen, die sich keinem Geschlecht zugehörig fühlen.
Autorin und Verlag haben dieses Buch sorgfältig erstellt und geprüft. Für eventuelle Fehler kann dennoch keine Gewähr übernommen werden. Weder Autorin noch Verlag können für eventuelle Nachteile oder Schäden, die aus in diesem Buch vorgestellten Erfahrungen, Meinungen, Studien, Therapien, Medikamenten, Methoden und praktischen Hinweisen resultieren, eine Haftung übernehmen. Insgesamt bieten alle vorgestellten Inhalte und Anregungen keinen Ersatz für eine medizinische Beratung, Betreuung und Behandlung.
Etwaige geschützte Warennamen (Warenzeichen) werden nicht besonders kenntlich gemacht. Daraus kann nicht geschlossen werden, dass es sich um freie Warennamen handelt.
Alle Rechte vorbehalten. Das Werk ist urheberrechtlich geschützt. Jede Verwertung außerhalb der gesetzlich geregelten Fälle muss vom Verlag schriftlich genehmigt werden.

Lektorat: Claudia Flöer, Text & Konzept Flöer
Covermotiv: Nina L/peopleimages.com – stock.adobe.com
Covergestaltung und Reihenlayout: Lichten, Hamburg
Satz: Sandra Knauer Satz · Layout · Service, Garbsen
Druck und Bindung: Salzland Druck GmbH & Co. KG, Staßfurt

Inhalt

Mein Dank 10
Vorwort 11

1 Einleitung 15
1.1 Zahlen, Daten und Fakten 17
1.2 Übersicht über die Generationen 20

2 Die Pflegekräfte 50+ 31
2.1 Die Babyboomer und die Generation X 31
2.2 Was zeichnet die Pflegekräfte 50+ aus? 36
2.2.1 Pflegekräfte 50+ verändern sich 37
2.2.2 Alte Glaubenssätze werden über Bord geworfen 38
2.3 Raus aus der mentalen Erschöpfung 45
2.3.1 Der Mentaltest 46
2.4 Pflegekräfte 50+ denken neu 49

3 Menschen 50+ und was sie bewegt 50
3.1 Was Mitarbeiter*innen 50+ wollen 51
3.2 Pflegekräfte 50+ und das neue Zeitmanagement 53
3.2.1 Sina K. (57), Pflegefachkraft 53
3.2.2 Jürgen W. (60), Abteilungsleiter einer Intensivstation 55
3.3 Selbstwirksamkeit – die neue Schlüsselkompetenz! 58
3.3.1 Legen Sie los! 59
3.3.2 Oder schieben Sie lieber auf 61

4 Mut macht stark! 69
4.1 Der erste Schritt: Klein anfangen 69
4.1.1 Das Prinzip der Minimalkonstanz 71
4.1.2 Der zweite Schritt: Loslassen lernen 72
4.1.3 Der dritte Schritt: Entscheidungen treffen 74

4.2	**Das Mut-macht-stark-Konzept**	**79**
4.2.1	Stellen Sie negatives Denken ab!	80
4.2.2	Der erste Schritt: Selbstliebe und die Akzeptanz der eigenen Gefühle	80
4.2.3	Der zweite Schritt: Mut zur Offenheit	83
4.2.4	Der dritte Schritt: Entscheiden Sie nach Gefühl	84
4.2.5	Der vierte Schritt: Finden Sie das richtige Maß	85

5 Veränderungswillig – Interviews mit Pflegekräften 50+ … 86

5.1	**Gudrun N. (58), Mitarbeiterin einer internistischen Station**	**86**
5.1.1	Gesund führen – nur ein Schlagwort?	88
5.1.2	Gut geführt ist fast gewonnen!	89
5.2	**»Den Wechsel wagen – Pflegekräfte 50+ in Führungspositionen«**	**90**
5.2.1	Sandra B. (55), Pflegedienstleitung	90
5.3	**Stellvertretende Führungskräfte**	**93**
5.3.1	Erika N. (49), Mitarbeiterin in einer Senioreneinrichtung	94

6 Führungskräfte aufgepasst: Von unserem Knowhow könnt ihr lernen … 97

6.1	**Die Rolle erfahrener Pflegekräfte 50+**	**97**
6.1.1	Erfahrung und Kompetenz	98
6.1.2	Empathie und zwischenmenschliche Fähigkeiten	98
6.1.3	Das neue Selbstbewusstsein	99
6.2	**Herausforderungen für Pflegekräfte 50+**	**101**
6.2.1	Annegret S. (52), Mitarbeiterin auf der Chirurgie	102
6.3	**Die Bedeutung der Unterstützung**	**104**
6.4	**Auf zu neuen Ufern!**	**105**
6.4.1	Gesa P. (49), stv. Leitung einer Tagespflege	105

7 Pflegekräfte 50+ – einfach unverzichtbar ... 107
- 7.1 Erfahrung und Expertise sind wichtig ... 107
- 7.2 Kontinuität und Zuverlässigkeit ... 108
- 7.3 Vielfältigkeit und kulturelle Kompetenz ... 108
- 7.4 Acht Erkenntnisse, die endlich in jedem Unternehmen ankommen sollten ... 109

8 Was Unternehmen jetzt tun müssen ... 111
- 8.1 Werden Sie ein attraktiver Arbeitgeber ... 111
- 8.2 Arbeiten Sie an einem guten Dienstplan ... 113
- 8.2.1 1. Tipp: mindestens einen Monat im Voraus schreiben ... 114
- 8.2.2 2. Tipp: Wochenende noch länger im Voraus planen ... 114
- 8.2.3 3. Tipp: gewisse Regelmäßigkeit verbindlich zusagen ... 114
- 8.2.4 4. Tipp: nicht auf Kante nähen ... 115
- 8.2.5 5. Tipp: Keine Marathons ... 115
- 8.2.6 6. Tipp: Keine schnellen Wechsel ... 115
- 8.3 So geht's auch: Das Pilotprojekt Tarifvertrag Entlastung ... 116
- 8.4 Beachten Sie die Wünsche älterer Praxisanleiter*innen ... 118
- 8.5 So geht's auch: ein Pilotprojekt ... 121
- 8.6 Betriebliches Gesundheitsmanagement für Pflegekräfte 50+ ... 123
- 8.6.1 Warum es betriebliches Gesundheitsmanagement und Angebote der Gesundheitsförderung braucht ... 124
- 8.6.2 Herausforderungen für Pflegekräfte 50+ ... 124
- 8.6.3 Tipps und Übungen für Pflegekräfte 50+ (auch für Führungskräfte!) ... 127
- 8.7 Teammanagement: Warum Pflegekräfte 50+ für das Team so wichtig sind ... 130
- 8.7.1 Erfahrung und Fachwissen ... 130
- 8.7.2 Stabilität und Zuverlässigkeit ... 130
- 8.7.3 Mentoring und Weiterbildung ... 131
- 8.7.4 Kontinuität und Beständigkeit ... 131

9 Die kompetente und wertschätzende Führung von Pflegekräften 50+ ... 133

- 9.1 Wertschätzung der Erfahrung und Kompetenz ... 133
- 9.2 Einbeziehung in Entscheidungsprozesse ... 133
- 9.3 Unterstützung bei beruflicher Entwicklung und Weiterbildung ... 134
- 9.4 Förderung von Work-Life-Balance und Wohlbefinden ... 134
- 9.5 Die sieben Geheimnisse des gesunden Führens für Pflegekräfte 50+ ... 135
  - 9.5.1 Geheimnis 1: Anerkennung und Wertschätzung ... 135
  - 9.5.2 Geheimnis 2: Einbeziehung in Entscheidungsprozesse ... 136
  - 9.5.3 Geheimnis 3: Förderung von Weiterbildung und beruflicher Entwicklung ... 136
  - 9.5.4 Geheimnis 4: Förderung von Work-Life-Balance ... 137
  - 9.5.5 Geheimnis 5: Kommunikation und Feedback ... 138
  - 9.5.6 Geheimnis 6: Gesundheitsförderung am Arbeitsplatz ... 142
  - 9.5.7 Geheimnis 7: Aufbau von Vertrauen und Respekt ... 144
- 9.6 Interviews mit Geschäftsführern, die die Ressourcen der Pflegekräfte 50+ verstehen ... 147
  - 9.6.1 Interview mit Cordula Müller, Geschäftsführerin eines Pflegeheims ... 147
  - 9.6.2 Interview mit Rainhard Schmidt, Geschäftsführer eines Krankenhauses in Rheinland-Pfalz ... 148

10 Altersgerechte Arbeitsbedingungen ... 152

- 10.1 Arbeitsplatzgestaltung ... 153
- 10.2 Personalentwicklung ... 154
- 10.3 Arbeitszeitmodelle planen ... 154
- 10.4 Gesundheitsförderungsprogramme ... 154
- 10.5 Beispiel: Sophienklinik Hannover – Das Wohl der Mitarbeiter*innen im Fokus ... 155

10.6	**Unterstützungsangebote für Unternehmen**	**158**
10.6.1	Soziale Kompetenzen	160
10.6.2	Gewaltfreie Kommunikation	162
10.6.3	Transaktionsanalyse nach Eric Berne	170
10.7	**Die neue Benehmens-Kompetenz**	**175**
10.7.1	Haltung und Philosophie	175
10.7.2	Tägliches Miteinander	175
10.7.3	Weiterbildungen und Fortbildungen	176
10.7.4	Möglichkeiten der Pausenregelung	176
10.7.5	Eine Feier für die Menschen im Hintergrund	177
10.7.6	Weihnachtsfeiern	177
10.7.7	Versprechen einhalten	177

11 Was Sie von den Generationen Y, Z und Alpha lernen können — 178

11.1	Mirja N. (27), Gesundheitspflegerin	179
11.2	Gesellschaftliche und politische Rückschau	180
11.3	Perspektivwechsel: Eine Geschichte zum Nachdenken	182

Nachwort … 184
Literatur … 185
Register … 186

Mein Dank

Meiner kreativen, ideenreichen Lektorin, Claudia Flöer von Text & Konzept Flöer, für die tollen Impulse und die immer wertvollen Tipps während des Schreibens, meinen inzwischen fünf Enkelkindern Gloria, Luis, Annika, Charlotte und Eric für die vielen fröhlichen Momente, die ich während des Schreibens immer wieder mit ihnen erleben durfte.

Mein besonderer Dank gilt all meinen beeindruckenden Interviewpartner*innen, Seminarteilnehmer*innen und Klient*innen, die mir in den Seminaren, Coachings und den vielen Interviews ihr großes Vertrauen geschenkt haben, sonst hätte ich dieses Buch nicht schreiben können.

Und bedanken möchte ich mich bei Hedwig Opsölder, meiner Anatomielehrerin, die seit meiner Ausbildung für mich ein großes Vorbild ist, und bei Thomas, der mich während des Schreibens nicht nur mit Tee und Kaffee versorgt hat, sondern einzigartige Menüs gezaubert hat, wenn ich vor dem Computer die Zeit vergessen habe. Danke!

Vorwort

»Wen möchte ich mit diesem Buch erreichen?« – Diese Frage habe ich mir lange gestellt, bevor ich mit der Recherche begann. Sind es die älteren Pflegenden, die Geschäftsführungen, oder das Management?

Die Antwort war für mich dann aber relativ schnell klar. Es sind zum einen die Unternehmen, die ich an dieser Stelle wachrütteln möchte. Es ist so wichtig, endlich aufzuwachen und zu verstehen, welche »Schätze« Babyboomer sind. Immer wieder erlebe ich in meiner täglichen Arbeit als psychologische Beraterin in der Gesundheitsbranche, welche Fehler hier begangen werden im Umgang mit dieser für mich besonderen Generation 50+.

Die Menge an Erfahrung, die gewaltige Leistung von Pflegekräften 50+, die seit vielen Jahren im Beruf stehen, sind von unschätzbaren Wert. Sie sind eine so wertvolle Ressource für jedes Unternehmen, für jedes Krankenhaus und für jede Senioreneinrichtung. Während viele Pflegekräfte 50+ früher wenig Selbstbewusstsein hatten, bedingt durch Glaubenssätze aus der Kindheit wie »Was Du heute kannst besorgen, verschiebe nicht auf Morgen!« gefangen waren und immer wieder eingesprungen sind bis hin zur Erschöpfung, sich gesehnt haben nach Anerkennung und Zuspruch, ist in den letzten Jahren nun eine starke Veränderung zu erleben.

Mitarbeiterinnen über 50 wissen um ihren Selbstwert und lassen sich nicht mehr alles gefallen. Permanentes Einspringen, bis der Rücken nicht mehr kann, die mangelnde Wertschätzung von Arbeitgebern haben bei diesen Mitarbeitenden dazu geführt, sich zu verändern:
- Sie haben angefangen, negative Mantren und Glaubenssätze über Bord zu schmeißen, stehen für Ihre eigenen Rechte ein.
- Sie fordern eine angemessene Kommunikation, Wertschätzung und kämpfen um mehr Gehalt.

Was vor ein paar Jahren undenkbar war, weil viele Pflegekräfte 50+ glaubten, sie gehören zum alten Eisen, verändert sich und wir erleben einen Umschwung! Gerade noch rechtzeitig? Die Statistiken der Landespflegekammern sind alarmierend, weil ab 60 Jahren kaum mehr eine ausgebildete

Pflegekraft im Beruf ist! So beträgt der Anteil der über 60-Jährigen 4,8 %. Bis 2033 werden voraussichtlich allein in Niedersachsen 35–43 % der heute tätigen Pflegepersonen nicht mehr berufstätig sein. In anderen Bundesländern sieht es genauso aus.[1]

Besonders alarmierend ist der Zustand auf den Intensivstationen, denn das Pflegethermometer 2012 des Deutschen Instituts für angewandte Pflegeforschung[2] hat gezeigt, dass die meisten Mitarbeiter*innen, die 50 Jahre sind, aufhören, auf der IST zu arbeiten.

Die neue Generation und hier meine ich die Generationen Y, Z und Alpha (auf die ich in meinem Buch intensiver eingehen werde), tickt anders und geht häufig nach zwei bis drei Jahren aus dem Pflegealltag, wenn die Arbeitsbedingungen nicht passend sind.

Dieses Bewusstsein sieht man nun (endlich!) auch bei den älteren Mitarbeiter*innen: Sie fordern bessere Löhne, verlässlichere Dienstpläne, flexible Arbeitszeitmodelle und insbesondere wertschätzende Führung!

Darum ist es so enorm wichtig, dass Unternehmen endlich aufwachen und sich bewusst werden, dass Pflegekräfte 50+ ein ganz besonderes Geschenk sind und diese nicht mehr bis zum vierten Bandscheibenvorfall arbeiten werden, sondern selbstbewusst auftreten.

Etliche Unternehmen haben diesen Umbruch verstanden und sind aufgewacht, zum Glück! Das erlebe ich in einigen Krankenhäusern und Seniorenheimen, die verstanden haben, die wirklichen Bedürfnisse dieser Generation 50+ wahrzunehmen und bereit sind, Veränderungsprozesse umzusetzen.

---

[1] https://www.aerzteblatt.de/nachrichten/100040/Pflegekraeftemangel-in-Niedersachsen-absehbar
[2] Vgl. Isfort M, Weidner F, Gehlen D (2012): Pflege-Thermometer 2012. Eine bundesweite Befragung von Leitungskräften zur Situation der Pflege und Patientenversorgung auf Intensivstationen im Krankenhaus. Herausgegeben von: Deutsches Institut für angewandte Pflegeforschung e.V. (dip), Köln. Online verfügbar unter http://www.dip.de

Mein Buch richtet sich an alle Unternehmen, die noch nicht erwacht sind und wo vielleicht auch die Ideen fehlen, was für diese Mitarbeitenden wichtig ist und welche neuen Handlungsstrategien es gibt!

So richte ich dieses Buch an alle Unternehmen, einmal zu reflektieren und folgende Fragen zu beantworten:
1. Wie gehen wir in unseren Unternehmen mit älteren Mitarbeiter*innen um?
2. Welche Wertschätzung bringen wir diesen Menschen, die so viel Berufserfahrung haben und jahrelang dem Unternehmen die Treue gehalten haben, entgegen?
3. Was bedeutet gesund Führen, besonders bei den Mitarbeitenden 50+?
4. Welche Haltung, welche Philosophie herrscht in Kliniken gegenüber den älteren Mitarbeiter*innen?
5. Wird die Arbeit dieser Mitarbeitenden gewürdigt?
6. Welche Möglichkeiten der Verbesserung gibt es, damit ältere Pflegekräfte gesund das Rentenalter erreichen?

Auf all dies Fragen gehe ich in meinem Buch ein und biete Ihnen ein breites Portfolio an Antworten, Impulsen und Ideen. Sie sollten sich darüber im Klaren sein, dass die Mitarbeitenden 50+, die sich bisher sehr schwer abgrenzen konnten, regelmäßig eingesprungen ist, sich verändert und ein neues Selbstbewusstsein errungen hat.

Sie haben es in der Hand, dieser Ressource die Wertschätzung entgegenzubringen, die sie nach jahrelanger Zugehörigkeit in Ihrem Unternehmen verdient hat!

Ich hoffe, dass Sie dieses Buch inspiriert, animiert und neue Wege aufzeigt, Möglichkeiten der Wertschätzung, des Verstehens und der Zufriedenheit dieser Mitarbeiterinnen zu erlangen, damit diese noch lange zufrieden in den Unternehmen bleiben.

Pflegekräfte

P = Präsent
F = Freundlich
L = Loyal
E = Empathisch
G = Genau
E = Erfahren
K = Krisenfest
R = Resilient
A = Authentisch
E = Entschlossen
F = Fordern
T = Tiefenentspannt
E = Ehrlich

50+

P = Pflichtbewusst
L = Liebevoll
U = Umgänglich
S = Selbstbewusst

1 Einleitung

Durch meine jahrelange Tätigkeit im Gesundheitsbereich (35 Jahre, davon 14 als psychologische systemische Beraterin, zertifizierte Mediatorin und Referentin) habe ich viele Mitarbeiter*innen erlebt, die jeden Tag fantastische Arbeit leisten. Besonders begeistern mich die älteren Pflegekräfte, die so viel Berufserfahrung und Knowhow mitbringen und sich in den letzten Jahren sehr verändert haben.

Insbesondere durch meine Seminare »Pflegekräfte 50+« erlebe ich Mitarbeiter*innen im Krankenhaus und in den Seniorenheimen, die sich täglich neuen Herausforderungen stellen müssen. Oft bin ich gerührt, wenn mir Teilnehmer*innen in Vorstellungsrunden mitteilen, dass sie schon 38, 40 oder 42 Jahre im gleichen Haus arbeiten. Ich habe großen Respekt vor diesen Menschen, die jahrelang im Schichtdienst arbeiten und stets eingesprungen sind, um Patient*innen oder Bewohner*innen und ihre Teams kollegial zu unterstützen. Da ich 12 Jahre als examinierte Krankenschwester gearbeitet habe, frage ich mich oft nach meinen Seminaren, ob ich das auch geschafft hätte.

Viele dieser älteren Mitarbeiter*innen haben früher sehr oft über ihre Kraft gearbeitet, bedingt durch ein Wertesystem, das ihnen anerzogen wurde. Ältere Pflegekräfte waren lange durch ihre Erziehung so sozialisiert und konditioniert. Doch es hat sich in den letzten Jahren ein neues Bewusstsein gebildet und das ist auch gut so. Es gibt den neuen Selbstwert, das neue Selbstbewusstsein, die neue Abgrenzung.

Wie auch Sie das schaffen, was Ihnen als Pflegekraft 50+ dabei hilft – darum geht es im ersten Teil in diesem Buch. Durch meine persönlichen Erlebnisse als Dozentin, Coach und Mediatorin habe ich die Möglichkeit, in den Seminaren auf all die Probleme von Teilnehmer*innen eingehend einzugehen. Entsprechend zielgruppenspezifisch kann ich darauf antworten.

Entscheidend finde ich, Handlungsstrategien mit Pflegekräften 50+ zu entwickeln, wenn sie merken, dass sie im Unternehmen nicht gehört werden. Pflegekräfte 50+ verändern sich gerade sehr. Sie haben verstanden, dass sie nicht zum alten Eisen gehören. Sie stehen für ihre Rechte ein, werfen Glaubenssätze über Bord, fordern eine angemessene Kommunikation, angemessene Wertschätzung und so erleben wir einen rasanten Umschwung.

Im zweiten Teil meines Buches geht nicht nur ein dringender Appell an die Unternehmen, an die Pflegedirektor*innen und Geschäftsführungen, sondern ein energisches: »Wachen Sie bitte auf! Dringend!« Hier haben Sie es mit einer Generation 50+ zu tun, die von unschätzbarem Wert ist!

Warum? Das erfahren Sie in diesem Buch. In der Zusammenarbeit mit vielen verschiedenen Interviewpartnern und Gesprächen mit Mitarbeiter*innen 50+ verschiedener Berufsgruppen aus der Pflege, Geschäftsführer*innen, Ärzt*innen, Pflegedirektor*innen, konnte ich dieses Buch schreiben. Mir geht es darum, Tipps und Impulse zu geben, weil Führungskräfte evtl. in einer täglichen Routine stecken, ihnen vielleicht Ideen fehlen, oder sie viel zu lange in eingefahrenen Bahnen versunken sind und die Veränderungen der Pflegekräfte 50+ nicht erkennen.

Verstehen Sie diese Tipps und Impulse als eine Möglichkeit, etwas in Unternehmen zu verändern, es ist nicht nur wichtig, es ist fünf vor Zwölf. Sie müssen die katastrophale Schieflage verstehen, die durch den demografischen Wandel passieren wird und warum es so wichtig ist, den Fokus auf diese Generation 50+ zu legen.

1.1 Zahlen, Daten und Fakten

Durch den demografischen Wandel gerät die Personallage in der Pflege in eine katastropale Schieflage. Bis zum Jahr 2049 werden dem Land voraussichtlich 280.000 bis 690.000 Pflegekräfte fehlen, so die Mitteilung des statistischen Bundesamts[3]. Die Statistiker[4] haben hier den Bedarf und das Angebot an Pflegekräften mit verschiedenen Annahmen vorausberechnet.

Die Alterung der Gesellschaft hat zweierlei Bedeutung für die Personallage in der Pflege: Durch eine erhebliche Zunahme von älteren und alten Menschen erhöht sich der Bedarf an Arbeitskräften in Krankenhäusern und Seniorenheimen. Das bedeutet nach Vorausschau der Statistiker, dass Ende der 2040-Jahre 2,15 Millionen Pflegekräfte benötigt werden. Das ist ein Drittel mehr als die 1,62 Millionen im Jahre 2019!

Der demografische Wandel zeigt sich jedoch auch deutlich bei den älteren Arbeitnehmer*innen ab 50. Diese werden durch die gesellschaftliche und demografische Entwicklung in den Ruhestand gehen. In einer Status quo-Variante wurde von den Statistikern berechnet, dass durch die demografische Wirkung auf das Angebot der Pflegekräfte deren Zahl bis 2049 auf 1,46 Millionen sinken wird, das wären 690.000 weniger als benötigt würden.

---

[3] Vgl. https://www.spiegel.de/wirtschaft/soziales/pflege-bis-2049-fehlen-bis-zu-690-000-fachkraefte-a-6b769a80-ca3f-48e2-ab5f-bf2f8b4349be
[4] https://www.destatis.de/DE/Presse/Pressemitteilungen/2024/01/PD24_033_23_12.html

> **Fazit**
>
> Jeder dritte Arbeitsplatz in der Pflege wird in Zukunft nicht mehr besetzt!

Für die Berechnungen wurden auf Annahmen über die Entwicklung der Bevölkerung und der Erwerbsquote in den Pflegeberufen zurückgegriffen. Es wurden u. a. Krankenhäuser, Alten- und Behindertenheime und ambulante Pflegedienste einbezogen. Hierbei berücksichtigt wurden Fachkräfte mit einer dreijährigen und einjährigen Ausbildung, Assistenzkräfte und Hilfspersonal.[5] Im Jahre 2030 werden in Deutschland voraussichtlich eine halbe Millionen Pflegekräfte fehlen.[6]

Nach Angabe dieser Statistik wird der Bedarf der erwerbstätigen Pflegekräfte von 1,62 Millionen im Vor-Corona Jahr 2019 voraussichtlich um 33 % auf 2,15 Millionen steigen im Jahre 2049. Was bedeutet das? Zur Entwicklung der Zahl der Pflegekräfte haben verschiedene Experten insgesamt zwei Varianten mit einem unterschiedlichen Fokus auf die
1. demografische Veränderung und auf die
2. gesellschaftliche Veränderung vorausberechnet.

Diese neue Trendvariante berücksichtigt neben der demografischen Entwicklung auch den positiven Trend am Pflegearbeitsmarkt aus den 2010-er Jahren. Sie verdeutlicht somit die Potenziale, die sich für das Angebot an Pflegekräften bei einer Fortsetzung dieser Entwicklung in den Pflegeberufen ergeben. Bis 2034 wird die Zahl der erwerbstätigen Pflegekräfte auf 1,74 Millionen (plus 7 % gegenüber 2019 und anschließend bis 2049 auf 1,87 Millionen (plus 15 %) steigen. Nach dieser günstigen Variante der Vorausrechnung läge die Zahl der verfügbaren Pflegekräfte bereits im Jahre 2034 um 90.000 unter dem erwarteten Bedarf! Bis 2049 würde diese Lücke

---

[5] Vgl. https://www.spiegel.de/wirtschaft/soziales/pflege-bis-2049-fehlen-bis-zu-690-000-fachkraefte-a-6b769a80-ca3f-48e2-ab5f-bf2f8b4349be
[6] https://www.aerzteblatt.de/nachrichten/148825/Bedarf-an-Pflegekraeften-steigt-Personalluecke-gross

weiter auf voraussichtlich 280.000 Pflegekräfte vergrößern, sodass knapp ein Fünftel (plus 17 %) mehr Pflegekräfte benötigt würden, als 2019 in diesem Beruf arbeiteten.

Die Status quo-Variante zeigt dagegen ausschließlich die Auswirkungen der demografischen Entwicklungen auf die künftige Zahl an Pflegekräften. Sie berücksichtigt folglich keine Trends der Vergangenheit auf dem Pflegearbeitsmarkt. Nach dieser Variante würde die Zahl der Pflegekräfte im Jahr 2019 bis 2034 auf 1,48 Millionen (minus 9 % gegenüber 2019) und dann bis 2049 auf 1,46 Millionen (minus 10 %) sinken.

Hauptreiber dieser Entwicklung ist das verstärkte Erreichen des Renteneintrittalters der Babyboomer-Generation in den nächsten zehn Jahren, wodurch dem Arbeitsmarkt allein aus Altersgründen benötigte Pflegekräfte fehlen werden.

Nach dieser ungünstigen Variante der Vorausberechnungen würden im Jahr 2034 rechnerisch 350.000 Pflegekräfte fehlen. Bis zum Jahr 2049 würde sich diese Lücke auf 690.000 fehlende Pflegekräfte ausweiten, was gut zwei Fünftel (43 %) der im Jahre 2019 in Pflegeberufen tätigen Personen entspricht.

Im weiteren Verlauf gehe ich intensiv auf die einzelnen Genrationen ein. Was macht jede Generation aus, welche Vorstellungen hat sie vom Leben? Jede Generation hat eigene Vorstellungen vom Leben und der Arbeitswelt. Was unterscheidet aber die Babyboomer von den anderen? Was macht sie so besonders?

Vielleicht empfinden Sie, liebe Leser*innen diese Übersicht zu Beginn als etwas langatmig, doch um zu verstehen, warum die Pflegekräfte 50+ so besonders sind, ist es wichtig zu erkennen, warum die nachfolgenden Generationen sich nicht lange einem Unternehmen verschreiben werden.

1.2 Übersicht über die Generationen

Natürlich entwickelt sich jedes Individuum eigenständig und hat eigene Werte und Ziele. So lassen sich Generationen nicht klassisch nach Geburtenjahrgängen einteilen. Allerdings gibt es innerhalb einer Generation eine beachtliche Streuung (**Intragenerationsvarianz**). Und es lassen sich klare Unterschiede zwischen den Mittelwerten der verschiedenen Generationen feststellen (**Intergenerationsdifferenz**).

Alle Generationen werden durch Generationserlebnisse beeinflusst, durch prägende Erlebnisse in der Kindheit oder Jugend, die einen Einfluss auf den ganzen Geburtsjahrgang hat. Beispiele sind Kriege oder die Nachkriegszeiten, die die Menschen stark in ihrem täglichen Tun und Handeln beeinflusst haben. Ab dem Geburtenjahrgang 1922 werden in Deutschland bislang fünf verschiedene Generationen nach dem Zeitraum ihrer Geburt unterschieden[7]:

1. Generation bis 1945
Geboren bis 1945 haben diese Menschen größtenteils den Zweiten Weltkrieg bzw. die direkte Nachkriegszeit in ihrer Kindheit und Jugend miterlebt.

Nachkriegs-Generation
Geboren zwischen 1946 und 1955. Sie erlebten die harten Nachkriegsjahre. Aus ihren Reihen kamen später die Studierenden (und Demonstrierenden) der Studentenbewegung Ende der 1960-er Jahre.

Babyboomer
Geboren zwischen 1956 und 1965 gehören diese Menschen zu den geburtenstärksten Jahrgängen. Die Babyboomer-Generation wird manchmal von nachfolgenden Generationen als konservativ und veränderungsunwillig gesehen, egal, ob es sich um technologischen Fortschritt, den Klima-Wandel oder andere Themen handelt.

---

[7] Vgl. https://de.statista.com/statistik/daten/studie/1130193/umfrage/bevoelkerung-in-deutschland-nach-generationen/

Generation X
Geboren zwischen den Jahren 1966 und 1980 werden Angehörige dieser Generation auch »Generation Golf«[8] genannt. Ihre Kindheit wurde geprägt durch die Wirtschaftskrise und eine wachsende Scheidungsrate. Für die Generation X, so wird es oft beschrieben, sei das wichtigste Ziel das berufliche Vorankommen im Job. Und so wird diese Gruppe oft als individualistisch und ehrgeizig beschrieben. Die Generation X ist in der Regel gut ausgebildet und arbeitet viel, um sich ein materiell abgesichertes gutes Leben leisten zu können. Im Vergleich zur den Babyboomern stellt die Generation X die Arbeit nicht vor andere Bedürfnisse, sondern betrachtet diese eher als Mittel zum Zweck.

Auf die Babyboomer und die Generation X gehe ich in meinem Buch im späteren Verlauf ein. (▶ Kap. 3)

Generation Y (auch Millennials genannt)
Geboren zwischen 1981 und 1995. Sie werden auch Gen Y oder Millennials genannt und haben die Jahrhundertwende schon bewusst erlebt. Sie bekamen den Internetboom und auch die Globalisierung sehr bewusst und in vollen Zügen mit. Sie zeichnen sich im Gegensatz zu den Vorgängergenerationen durch ein hohes Bildungsniveau aus. Die Generation Y strömt derzeit auf den Arbeitsmarkt, aber sie stellt ganz besondere Ansprüche an Unternehmen und Institutionen. Diese Generation legt sehr viel Wert auf Selbstverwirklichung, werden wahrgenommen als Teamplayer, die sich nicht nur Offline, sondern auch in der virtuellen Welt durch exzellente Vernetzung auszeichnen. Denn das Internet und der Umgang damit gehören für die Millennials zum Lebensalltag. Sie sind die ersten Digital Natives, Menschen also, die bereits in ihrer Kindheit von den technologischen Medien sozialisiert wurden. Diese Generation legt großen Wert auf Freiraum für Privates. Aus dem Konzept der »Work-Life-Balance« entwickelte sich die »Work-Life-Blend«. So ist der Anspruch, auch private Angelegenheiten in der Arbeitszeit zu erledigen, für diese Generation selbstverständlich.

---

[8] Nach dem gleichnamigen Buchtitel von Florian Illies.

Als Generation Y (kurz Gen Y) wird in der Soziologie diejenige Bevölkerungskohorte genannt, deren Mitglieder im Zeitraum von etwa 1990 bis 2010 zu den Teenagern zählten. Je nach Quelle wird diese Generation auch als Millennials (zu Deutsch etwa die Jahrtausender) bezeichnet. Welche Eigenschaften Mitgliedern dieser Gruppe zugeschrieben werden können, wird in den Medien vielfältig diskutiert.

Durch die zeitliche Einordnung gilt sie als Nachfolgegeneration der Babyboomer und der Generation X. Der Name ist darauf zurückzuführen, dass nach X im Alphabet der Buchstabe Y folgt. Der Buchstabe Y wird englisch Why (= Warum?) ausgesprochen, was auf das charakteristische Hinterfragen der Generation Y verweisen soll. Die nachfolgende Generation ist die Generation Z, welche mit dem Geburtsjahr 1995 beginnt.

- 1922–1945   Generation bis 1045
- 1946–1955   Nachkriegsgeneration
- 1956–1965   Babyboomer
- 1966–1980   Generation X
- 1981–1995   Generation Y
- 1996–2010   Generation Z
- 2010–2025   Generation Alpha

Die Generation Y gilt als vergleichsweise gut ausgebildet, oft mit Fachhochschul- oder Universitätsabschluss. Sie zeichnet sich durch eine technologieaffine Lebensweise aus, da es sich um die erste Generation handelt, die größtenteils in einem Umfeld von Internet und mobiler Kommunikation aufgewachsen ist. Sie arbeitet lieber in virtuellen Teams als in tiefen Hierarchien. Anstelle von Status und Prestige rücken die Freude an der Arbeit sowie die Sinnsuche ins Zentrum. Mehr Freiräume, die Möglichkeit zur Selbstverwirklichung, sowie mehr Zeit für Familie und Freizeit sind zentrale Forderungen der Generation Y: Sie will nicht mehr dem Beruf alles unterordnen, sondern fordert eine Balance zwischen Beruf und Freizeit. Nicht erst nach der Arbeit beginnt für die Generation Y der Spaß, sondern sie möchte schon während der Arbeit glücklich sein – durch einen Job, der ihr einen Sinn bietet. Sie verkörpert einen Wertewandel, der auf gesellschaftlicher Ebene bereits stattfindet, den die jungen Beschäftigten nun aber auch in die Berufswelt tragen. Der Berliner Jugendforscher Klaus Hurrelmann macht auf die Multioptionsgesellschaft und Grenzlosigkeit aufmerksam, in welcher die Generation Y groß geworden ist.[9] Dazu passt auch, dass bereits auffallend viele Berufsanfänger – 60 % im Jahr 2014 gegenüber 48 % im Jahr 2002 – dieser Generation Ansprüche auf Führungspositionen erheben und sich als Experten wähnen.

Die Millennials sind optimistisch und selbstbewusst und haben wenig Vertrauen in die Regierung, weshalb sie sich durch passiven Widerstand aktiv ins politische Geschehen einbringen. Ein Beispiel dafür ist die Bewegung Occupy Wall Street, wo sich die moderne Organisation der Generation Y darstellt.

Umgang mit Krisen. Die Generation Y hat in der sensiblen und formativen Zeit ihres Jugendalters den Terroranschlag in New York, weltweite Kriege und Krisen und zuletzt die Finanz- und Eurokrise mit einer verheerenden Jugendarbeitslosigkeit erlebt. Sie ist den Umgang mit Unsicherheiten und Ungewissheiten der Lebensplanung gewohnt. Sie hat gelernt, das Beste aus jeder noch so undurchsichtigen Situation zu machen, zu sondieren und zu taktieren, um sich stets möglichst viele Optionen offen zu halten. Diese Mentalität hat ihr den Namen gegeben, der im amerikanischen Englisch mit dem Wort »Why« die fragende und suchende Grundhaltung ausdrückt. Das Leben in Unsicherheit empfindet sie aus diesem Grund als ganz normal.

Improvisation und Lebensplanung. Die Ypsiloner sind Meister im Improvisieren. Ihr Lebenslauf verliert die Gradlinigkeit, die noch für die Eltern typisch war. Leben ist für die Generation Y viel weniger planbar als früher. Bei allem Stress, den sie durchaus empfinden, genießen die Ypsiloner das auch, weil es sie unabhängig und frei macht. Sie sind »Egotaktiker«, die alle wichtigen Lebensentscheidungen nach den unmittelbaren Vorteilen und Nachteilen für die eigene Person und ihr Wohlbefinden abschätzen.

---

[9] Vgl. Quenzel G, Hurrelmann K (2013): Lebensphase Jugend. Eine Einführung in die sozialwissenschaftliche Jugendforschung. 14. Aufl. Beltz, Weinheim

Bildung. In Zeiten, in denen es politisch und wirtschaftlich unruhig zugeht, in denen es den Job auf Lebenszeit möglicherweise nie mehr geben wird, investieren die jungen Leute so viel in ihre Bildung und Ausbildung wie nie zuvor. Ein hoher Bildungsabschluss wird zur wichtigsten Munition im Kampf um einen Platz in der Gesellschaft. Er gilt aber auch als Schlüssel zu einem selbstbestimmten Leben. Die Generation Y macht massenhaft das Abitur und strömt in die Universitäten und Hochschulen, um sich möglichst viele Optionen offen zu halten. Fast 60 % von ihnen, in der Mehrheit junge Frauen, schaffen das und setzen sich damit von den übrigen 40 % ihrer Jahrgänge ab, die mit dieser Entwicklung nicht mithalten können.

Berufliche Unabhängigkeit. Einmal im Beruf angekommen, wollen diese 60% gut Gebildeten, die so etwas wie die Elite der Generation Y darstellen, dafür so viel Erfüllung, Freude und Anerkennung eintauschen wie irgend möglich. Sie lehnen Hierarchien und Reglementierungen ab und wollen möglichst früh einen Arbeitsplatz in einem Team haben, in dem sie keiner gängelt und sie ihr Können unter Beweis stellen können. Intensives Arbeiten und lebenslanges Lernen ist für sie selbstverständlich, aber sie haben auch gelernt, mit ihren Kräften zu haushalten. Nicht weil sie nicht hart arbeiten könnten, sondern weil sie nur dann volles Engagement geben können und wollen. Sie haben so etwas wie eine eingebaute Burn-out-Sperre.

Familie und Gleichberechtigung. Die Generation Y fordert neue Familienmodelle konsequent ein. Bei der Familienplanung und -gestaltung setzt sie auf Gleichberechtigung, Väterzeit, Homo-Ehe und bricht alle bisherigen Tabus. Die Ypsiloner wünschen sich Kinder, aber wenn die Bedingungen in Partnerschaft, Privatleben und Beruf nicht stimmen, die Unwägbarkeiten des Lebens zu groß sind, dann bleiben sie lieber kinderlos. Die Generation Y drängt deshalb vehement auf die Vereinbarkeit von Familie und Karrieren.

Freizeit und neue Medien. Die Freizeit ist das Trainingslager der Generation Y. Hier lernen die Egotaktiker, ihren eigenen Weg durch den Dschungel der Optionen zu finden. Das Internet ist dabei immer dabei – sei es auf dem Computer, Tablet oder Smartphone. Für die Generation Y ist eine Trennung zwischen online und offline längst nicht mehr sinnvoll. Das Internet und vor allem Soziale Netzwerke sind wichtig für ihre Persönlichkeitsentwicklung. Neue Medien sind der Bereich, in dem sie gesellschaftlich überlegen sind und ihre eigenen Akzente setzen. Ältere Bevölkerungsgruppen und die eigenen Eltern bemühen sich, intensiv von ihnen zu lernen.

Politik und Lifestyle. Die Generation Y ist nicht unpolitisch. Sie definiert Politik allerdings anders als bisher gewohnt. Viele früher als »politisch« definierte Themen sind für die Ypsiloner heute eher eine Frage von Konsum, Ethik oder Lifestyle. Die Generation Y kämpft nicht für eine neue Gesellschaftsordnung wie andere Generationen vor ihr. Aber sie will nach ihren eigenen Vorstellungen leben. Sie geht nicht auf die Barrikaden, aber auch keine falschen Kompromisse ein. Bildung, Beruf, Freizeit, Familie, Politik – die Ypsiloner leben ihr Leben heute einfach nach ihren Vorstellungen. Damit verändern sie unsere Gesellschaft

Generation Z
Die Generation Z (kurz Gen Z), teilweise auch Post-Millennials genannt, ist die Nachfolgegeneration der Generation Y.

Zur Generation Z gehören überwiegend diejenigen, die 1996 bis 2009 zur Welt gekommen sind, so das Pew Research Center.

Nachfolger ist die **Generation Alpha**, der überwiegend diejenigen zugerechnet werden, die von etwa 2010 bis 2025 zur Welt gekommen sind bzw. noch kommen werden.

Rahmenbedingungen der Sozialisation. Nach der Sozialisationstheorie von Klaus Hurrelmann findet in der Jugendphase des Lebens eine intensive Auseinandersetzung mit Körper, Psyche, sozialer Umwelt und physischer Umgebung statt. Die Angehörigen der Generation Z finden demnach deutlich andere wirtschaftliche, politische und kulturelle Bedingungen vor als die vorigen Generationen. Ein besonderer Einfluss war vor allem die Konfrontation mit digitalen Medien, die – je nach Alter – bereits in früher Kindheit stattfand, während Gen Y Technologien wie World Wide Web, MP3-Player, SMS, Mobiltelefone, Smartphones und Tablet-PCs erst in ihrer frühen oder späten Jugend kennenlernte. Deshalb seien Gen-Z-ler vorherigen Generationen auf diesem Gebiet meist intuitiv überlegen.

Das bedeutet, in Industrieländern mit niedriger Geburtenrate und florierender Wirtschaft profitieren Angehörige der Generation Z vom sogenannten Fachkräftemangel, welcher aufgrund des Mangels an nachrückenden Schulabgängern entstand. Nach Klaus Hurrelmann zufolge haben sich der Ausbildungs- und der Arbeitsmarkt sehr deutlich verändert, sodass Arbeitssuchende frei wählen können und nicht mehr wie Bittsteller auftreten müssen. Die Firmen müssen heute um die Gunst der künftigen Mitarbeiter*innen werben

in der Schule macht es sich schon bemerkbar, da es immer unwichtiger wird, Bestnoten und einen ausgezeichneten Abschluss zu erreichen, was unter anderem zur Folge hat, dass Menschen mehr aufgrund ihrer Leistung außerhalb des Schulsystems beurteilt werden. So ist es nicht mehr nötig, die Hochschulreife zu erlangen, um ein gutes Einkommen zu erwirtschaften, wie man an vielen Handwerksbetrieben bereits sieht. Marc Goergen vom Magazin Stern leitet hieraus eine Erklärung für das hohe politische Engagement der Gen-Z-ler ab: *»Die Optimierung des Lebenslaufs ist nicht mehr das alleinige Ziel, sondern auch: die Welt zu verbessern. Dank Facebook und WhatsApp sind zumindest Demonstrationen dafür binnen weniger Stunden organisiert.«*[10] Diese Interpretation wird durch die umfassende Analyse bestätigt, die Klaus Hurrelmann und Erik Albrecht in ihrem Buch Generation Greta vorlegen.

Eine Studie, die 2018 durchgeführt wurde, zeigte, dass bereits 37 % dieser Altersgruppe in den USA in therapeutischer Betreuung waren. In keiner vorherigen Generation war der Wert so hoch. Allerdings liegt dies mehr an der Bereitschaft, sich Hilfe zu suchen, als an einem Anstieg von psychischen Erkrankungen.

Die Covid-19-Pandemie bedeutete für viele in der Generation durch Schul- und Universitätsschließungen und Kontaktverbote eine Reduzierung der sozialen Kontakte. Diese wurden zum Teil durch die Nutzung von sozialen Medien ausgeglichen. Man tauschte sich auch viel über psychische Probleme aus, redete offener über dieses Thema und zeigte eine Entstigmatisierung.

---

[10] Vgl. Hurrelmann K, Albrecht E (2020): Generation Greta. Was sie denkt, wie sie fühlt und warum das Klima erst der Anfang ist. Beltz, Weinheim, S.

Mentalität und Verhalten. Ein entscheidendes Merkmal der Generation Z sei es, dass ihre Angehörigen überwiegend erkannt hätten, »dass die Träume der Älteren nur selten Realität werden«. Deshalb schätzten Z-ler einen ehrlichen, moralisch integren Chef, gern auch in einem traditionellen mittelständischen Unternehmen, eher als einen ehrgeizigen Start up-Visionär als Vorgesetzten. Nur 6 % der Z-ler planen, sich selbstständig zu machen.

So ist es für Gen Z auch schwerer, sich langfristig auf ein Unternehmen einzulassen, was die mangelnde Loyalität gegenüber dem Arbeitgeber, welche in der Zeitschrift Computerwoche charakterisiert wird, erklärt. Gen Z wünscht sich im Leben eine klare Trennung zwischen Privatleben und Beruf, weshalb das sogenannte »Work-Life-Blending« immer schlechter funktioniert.

So wirkt der Satz »Bei uns haben wir ein flexibles Arbeitszeitsystem« genauso wie das Wort »Homeoffice« eher negativ und abschreckend, da diese meist als System gesehen werden, in dem der Arbeitgeber seine Mitarbeiter ausnutzen möchte. Die Generation Z bevorzugt so vor allem ihre Familie und ihr Privatleben. Der Beruf steht erst an zweiter Stelle! Und auch hier möchten sie tendenziell eher in einer kleinen Gruppe Gleichgesinnter, also mit anderen Gen Zs, zusammenarbeiten. Des Weiteren haben sie kein Interesse daran, sich außerhalb ihrer Arbeitszeiten mit Problemen, die diese betreffen, zu beschäftigen. Dieser Haltung kann man auch positive Seiten abgewinnen. So sagt Christian Scholz: »*Man kann im Hamsterrad noch so fest treten, es bringt allenfalls Burn-out und Krankenstand. Deshalb ist es durchaus positiv, die Arbeitswelt nicht so verbissen zu sehen und gewisse Prioritäten auf Freizeit beziehungsweise Familie zu legen.*«[11] Dies wird durch viele Praxisberichte bestätigt, die Klaus Hurrelmann und Wolfgang Kring aus Unternehmen gewonnen haben. In anderen Umfragen kam das Bild einer in sich sehr gespaltenen Generation zu Tage. Das Verhältnis der Gen Z zum eigenen Arbeitsrhythmus ist von außen betrachtet komplex und nicht immer ganz schlüssig. Zwischen dem Wunsch nach festen Arbeitszeiten (50 %) und dem Bedürfnis nach Flexibilität (50 %) im Hinblick auf ihren zukünftigen

---

[11] Vgl. Scholz C (2014): Generation Z: Wie sie tickt, was sie verändert und warum sie uns alle ansteckt. Wiley-VCH, Weinheim, S.

Arbeitsalltag. Zwar wollen 78 % der Gen Z (Millennials 81 %) Berufliches und Privates trennen, ist es gleichzeitig aber für 70 % unter ihnen (Millennials 58 %) kein Problem, auch im Urlaub erreichbar zu sein.

Nach den Ergebnissen einer Metastudie aus dem Jahr 2021 ist die Generation Z die sicherheitsbewussteste, erfolgsorientierteste, wissbegierigste, digital affinste und autonomste erzogene Kohorte am Arbeitsmarkt, aber auch die sensibelste, ängstlichste und im psychisch schlechtesten gesundheitlichen Zustand. Darüber hinaus sind sie stark von sozialen, hedonistischen, materialistischen und individualistischen Werten, geprägt mit starkem Bedürfnis nach Selbstbestimmtheit, Sinnerfüllung und Selbstverwirklichung. Zudem ist Harmonie, Altruismus (Hilfsbereitschaft, Toleranz, Empathie) und das Gefühl der Gerechtigkeit (Gleichheitsprinzip) sowie Ganzheit (als Teil des Unternehmens) bei vielen von ihnen massiv ausgeprägt. Zu ihren wichtigsten Lebenszielen gehören: Zeit mit der Familie, Freunden oder Hobby zu verbringen, ein gesundheitsbewusstes Leben, ein hoher Lebensstandard, gute Bildung sowie ein sicherer Arbeitsplatz. Sie bevorzugen einzigartige Arbeitserfahrungen, bei denen die Arbeit Spaß macht, sinnvoll, abwechslungsreich, spannend und herausfordernd ist sowie den eigenen Neigungen bzw. Fähigkeiten entsprechen. Gleichzeitig wollen sie eigene Ideen mit einbringen, kreativ und innovativ intrinsisch motiviert arbeiten. Viele von ihnen erwarten orts- und zeitunabhängiges Arbeiten (Flexibles Arbeiten – Flexibilisierung aus Sicht der Arbeitnehmerinnen bei zugleich festem Arbeitsplatz im Unternehmen. Generell gilt: jede Art von Wahlfreiheit (z. B. Arbeitstätigkeit, Flexibles Arbeiten, Benefits und Teamauswahl) dient als Begeisterungs- und Motivationsfaktor.

Konsumentenrolle. Typische »Z-ler« treffen selten Kaufentscheidungen, ohne sich zuvor mit ihren Freunden online und offline zu beraten. Online-Shopping biete ihnen nicht im ausreichenden Maße, was sie sich wünschen: Produkte anzufassen und die sofortige Befriedigung ihrer Bedürfnisse. Sie seien aufgeschlossen für neue Retailer und vor allem für neue Retail-Konzepte.

Die 18. Shell-Jugendstudie, an der Klaus Hurrelmann mitgearbeitet hat, trägt den Untertitel »Eine Generation meldet sich zu Wort«. Die junge Generation benennt wieder nachdrücklicher eigene Ansprüche, insbesondere hinsichtlich der Gestaltung der Zukunft der Gesellschaft, und fordert vermehrt aktiv ein, dass bereits heute dafür die aus ihrer Sicht erforderlichen Weichenstellungen vorgenommen werden. Als zukunftsrelevante Themen haben vor allem Umweltschutz und Klimawandel erheblich an Bedeutung gewonnen. Sie bilden Kristallisationspunkte sowohl für die Artikulation der Forderung nach Mitsprache als auch für die Handlungsaufforderung, die an die älteren Generationen gerichtet ist, insbesondere an die Politikerinnen und Politiker.

Zusammengefasst bedeutet das, dass die Generation Z feste Abgrenzungen und auch ganz klare Strukturen einfordert!

Den Laptop mit nach Hause zu nehmen, das möchte diese Genration nicht. Selbstverwirklichung wird in der Freizeit und in sozialen Kontakten gesucht, aber nicht mehr in der Arbeitswelt. Was diese Generation verstanden hat. Sie wollen und haben den Wunsch sich frei zu entfalten, aber sie sind sich auch ihrer unsicheren Zukunft bewusst.

Generation Alpha
Die Mitglieder dieser neuen Generation sind nach 2010 geboren. Generation Alpha ist sozusagen ein Neubeginn, weil die Buchstaben des lateinischen Alphabetes aufgebraucht waren und die Generationsforscher sich nun des griechischen Alphabetes bedienen. Die Generation Alpha steckt noch in den Kinderschuhen und ist also noch nicht einmal volljährig. Bis 2025 Geborene gehören zu dieser Generation. Diese Generation zu erforschen, erweist sich deshalb auch als schwierig. So haben Forscher hier nur die Möglichkeit, Thesen aufzustellen.

Diese Generation ist technisch sehr affin. Bedingt durch die Corona Krise und die derzeit nicht vorhersehbaren Auswirkungen auf die globale Wirtschaft, ist davon auszugehen, dass die Generation Alpha eine gewisse Skepsis hinsichtlich aller Zukunftsfragen haben wird.

Diese Herausforderungen, ob es Zukunftsfragen und andere Bereich werden nachhaltig einen großen Einfluss auf diese Generation haben.

Die Arbeitswelt dieser Generation wird sich vermutlich so gestalten, dass bedingt durch die technischen Begebenheiten, diese Generation zu Hause arbeiten wird. Homeoffice und der Zugang zu technischen Geräten, das ist es, was die Generation Alpha schon von Kindesbeinen an gelernt hat, Smartphone und Tabletts und so sieht diese Generation diese Arbeitsmodelle als eine Option, auf die jeder neue Arbeitnehmer zurückgreifen wird.

»Friday for Future«, hat sich der Verantwortung verschrieben, sich um das Weltklima zu kümmern. Das Bewusstsein für die Natur und einen anderen Umgang mit Rohstoffen betrifft auch die Jugend. Ein gesundes Aufwachsen und einen angemessenen Umgang mit digitalen Medien liegt also bei den Lehrern und Eltern diese Generation. Die digitale Technik in den Alltag dieser jungen Menschen zu integrieren ist also sehr wichtig, damit die Generation Alpha einen kritischen Umgang mit Medien erlernt.

2025 werden die Alphas einen großen Teil der Weltbevölkerung ausmachen. Ob sie die Stütze der Älteren werden, also ausgestattet mit den Werten der Generation X und der Babyboomer, wird sich zeigen.

Der Überblick über die Generationen Y, Z und Alpha dient dazu, die Einstellungen, Werte, Bedürfnisse dieser Generation transparent und den Unterschied zu den Babyboomern und der Generation X deutlich zu machen.

2 Die Pflegekräfte 50+

Wer sind die Pflegekräfte 50+? Und was unterscheidet sie von anderen Generationen? Pflegekräfte, die vor 50 Jahren geboren wurden, also 1973 oder noch früher. Das sind in erster Linie die Babyboomer sowie die Generation X.

2.1 Die Babyboomer und die Generation X

Pflegekräfte 50+ haben in ihrer Ausbildung sehr viel gelernt und neben einem hohen Ausbildungsstand auch noch einen enormen Erfahrungsschatz. Sie verfügen über ein großes Einfühlungsvermögen den Patienten*innen gegenüber, da sie anders sozialisiert sind , Werte, Normen und Rituale mitbringen, die in der heutigen Zeit sehr wichtig sind und von vielen Patienten geschätzt werden.

Was war damals anders als heute? Pflegekräfte 50+ haben in einer Zeit eine Ausbildung absolviert, wo an einer Krankenpflegeschule bis zu 900 Bewerber*innen waren und es war schon eine besondere Auszeichnung, nach einem Bewerbungsgespräch einen Ausbildungsplatz zu bekommen. (30 Auszubildende bekamen eine Lehrstelle). In der Ausbildung wurden Werte gelernt und das Bild der »guten« Krankenschwester, des Pflegers vermittelt: »Wie hatte die gute Schwester oder der gute Pfleger zu sein?«

- hilfsbereit,
- altruistisch,
- vorausschauend,
- empathisch,
- rücksichtsvoll,
- bescheiden,
- diszipliniert,
- pflichtbewusst.

> Für Pflegekräfte 50+ waren zur Zeit ihrer Ausbildung Themen wie Umgang mit Nähe und Distanz, eigene Abgrenzung, gesunde Selbstfürsorge, Resilienz, Umgang mit verbalen Übergriffen usw. überhaupt nicht relevant.

Viele der älteren Pflegekräfte haben ihre dreijährige Ausbildung zur Krankenschwester oder zum Krankenpfleger absolviert und mussten während dieser Zeit in sog. »Schwesternwohnheimen« wohnen. Das bedeutete: Es gab lange Flure mit vielen kleinen Zimmern, ein Gemeinschaftsbad und eine große Küche. Hier hatten alle Zutritt. Das setzte klare Absprachen voraus, egal ob es um Bad- oder Küchenregeln ging, gemeinsame Mahlzeiten oder Treffen für abendliche Lerngruppen. Gelernt wurde immer, da es zu diesem Zeitpunkt keine Handys, Laptops oder ähnliches gab.

Ich selbst habe meine Ausbildung zur Krankenschwester 1983 im Ruhrgebiet absolviert. Die Zeit im Schwesternwohnheim hat mich sehr geprägt. Gegenseitiges Helfen, Unterstützung, Pünktlichkeit, Verlässlichkeit, klare Absprachen waren für uns alle selbstverständlich.

> Viele ältere Pflegekräfte 50+ in Seminaren berichten gerne von diesen Zeiten. Es ging darum, sich einzufügen, anderen zuzuhören, in einer Gruppe Rücksicht zu nehmen. Gemeinschaft wurde gelebt.

Das war nicht immer einfach, wenn 14 oder 20 verschiedene Charaktere aufeinanderprallten. Jeder hatte seine Macken, eigene Ideen, Vorstellungen. Was wir alle gelernt haben war, den anderen so sein zu lassen, vorausschauend für sich selbst und für die anderen zu denken. Einige meiner Seminarteilnehmer*innen erinnern sich an die Zeiten ihrer Ausbildung mit Wehmut. Lassen wir sie zu Wort kommen.

Klara S. (58)

»Ich habe meine Ausbildung in Oberhausen in einem mittelgroßen Krankenhaus absolviert und auch im Schwesternwohnheim gewohnt. Es gab viele Regeln und obwohl wir teilweise über 18 Jahre alt waren, mussten wir spätestens um 22:00 Uhr wieder im Wohnheim sein. Das fanden wir als Auszubildende unmöglich! Da wir von zu Haus aber Pünktlichkeit und Ordnung mit auf den Weg bekommen haben, hat keiner rebelliert. Es war einfach klar, es gab Grenzen und wir haben uns zu fügen. Geprägt hat mich der Satz meiner Eltern: »Lehrjahre sind keine Herrenjahre.« In einem kleinen Zimmer zu leben und sich mit anderen auszutauschen und gemeinsam zu lachen, zu kochen und zu feiern, machte diese Zeit einfach zu einem unglaublich tollen Abschnitt in meinem Leben, an den ich mich gerne erinnere. Das sind die positiven Erinnerungen an diese Ausbildungszeit. Eigene Grenzen zu setzen oder sich zu widersetzen kam überhaupt nicht in Frage. Das habe ich erst viele Jahre später gelernt.«

Annette O. (61)

»Von Zuhause waren wir es ja gewohnt, sich anzupassen, aufzuräumen, auf jüngere Geschwister aufzupassen. Wir waren zu Hause mit fünf Kindern, da wurde erwartet, dass alle mit anpacken und die Mutter unterstützen. Ein eigenes Bett hatte ich gar nicht. Wir drei Mädchen haben uns ein Doppelbett geteilt. Aufbegehren wäre uns nicht in den Sinn gekommen. Ich habe nicht gelernt, auf meine Bedürfnisse zu achten, geschweige denn zu erkennen, was eigentlich meine Bedürfnisse sind. Erst 25 Jahre später in meiner Berufstätigkeit und nach einem Erschöpfungssyndrom habe ich klar Grenzen gesetzt und kann heute »Nein« sagen!«

Bärbel R. (56)

»Ich bin mit drei Geschwistern in der Eifel groß geworden. Bei uns war es üblich, nachmittags den Großeltern, die nebenan wohnten, im Garten zu helfen und beim Einmachen von Obst und Gemüse. Ich kann mich gut erinnern, dass wir gemeinsam mit der Mutter und der Oma eigene Martinslaternen gebastelt haben. Es war ein Höhepunkt in den dunklen Herbst- und Wintertagen. Wir haben diese Papierlaternen mit so viel Stolz gebastelt und waren beim Umzug sehr achtsam, besonders, weil wir echte Kerzen mitführten. Liedertexte konnten wir nicht bis zum Schluss singen, dafür hatten wir die Großmütter, aber wir waren stolz, beim Martinsumzug mitzugehen und freuten uns wie Schneekönige auf eine Brezel im Anschluss. Das war oft ein Highlight. Was ich von mir sagen kann: Ich habe Rücksichtnahme und Hilfsbereitschaft gelernt und diese Tugenden machen mich auch aus. Aber was ich nie gelernt habe, ist, gut auf mich zu achten oder gelernte Glaubenssätze einmal zu hinterfragen!«

Renate D. (58)

»Wenn ich an meine Kindheit denke, weiß ich noch, dass wir viele Kinder waren. Es gab immer genug Gleichaltrige zum Spielen. Wir kannten alle Kinder in der Siedlung, es gab Geschwister, Cousins und Cousinen. Und wir spielten draußen: Gummitwist, Murmeln oder Verstecken. Egal, bei welchem Wetter. Kindergeburtstage waren ein Höhepunkt, wir haben Topfschlagen gespielt, die Reise nach Jerusalem und jeder hat mitgemacht. Keiner wurde ausgegrenzt. Der Kuchen, den meine Mutter gemacht hat, wurde von allen verdrückt. Kinder mit Allergien, vegane Kost etc. kannten wir nicht. Wir freuten uns, dass es Limo oder Waldmeisterbrause gab.«

> **Fazit** — **Was alle gemeinsam gelernt haben**
>
> ...und da sind sich die Teilnehmer*innen sicher, waren Werte wie Rücksichtnahme auf ältere Menschen, Fürsorgepflicht für jüngere Geschwister, Hilfsbereitschaft, Empathie, soziales Engagement, Dankbarkeit.

Ein sehr berührendes Erlebnis hatte ich mit einer Seminarteilnehmerin, die von ihrer Kindheit berichtete, einer Kindheit, an die sich viele der Älteren erinnern können.

Martina L. (62)

Martina L. erinnert sich an ein Erlebnis in ihrer Kindheit, was viele Menschen der Babyboomer-Generation, das sie heute noch glücklich stimmt. »Wir sind als Kinder früher draußen spielen gegangen, den ganzen Nachmittag, bis es schließlich dunkel wurde. Damals gab es keine Handys und es war eine Zeit lange vor dem Internet. Das, was wir draußen gemacht haben, das war spannend und lustig. Das Magische war... das draußen sein!

Besonders, dass dieses »Draußen« selbst doch wirklich nur uns gehört hat! Wir waren nicht gezwungen, es mit irgendjemand zu teilen, weder mit Social Media noch mit unseren Eltern. Es war eine Zeit, in der wir nicht kontrolliert, kritisiert oder gestört wurden. Wir hatten das Gefühl, frei und glücklich zu sein.

Damals hatten wir Raum, frei zu sein für Unsinn, ein Miteinander und Raum für uns. Wir hatten Raum, unsere Grenzen zu entdecken und Dinge auszuprobieren, vielleicht auch die eine oder andere Grenze zu überschreiten. Das hieß ja damals nicht, das man zu Hause keinen Ärger bekommen hat, den gab es! Aber all diese Erfahrungen waren jeden Ärger wert. Sehr viele Erlebnisse blieben unter uns und in der Gruppe einer kleinen Gemeinschaft. Diese kleine Gemeinschaft von Freunden und Nachbarskindern .... Als Geschichte, als ein Flüstern.

Wenn wir damals hinfielen, machten wir uns schmutzig oder taten uns weh. Aber es waren die anderen da und das hat uns getröstet. Wir waren draußen mit unseren Freunden und haben gelernt, die Zähne zusammenzubeißen. Mit ein wenig Spucke ging es dann wieder. Wir hatten den Mut eines Cowboys, eines Ritters oder eines Räubers und schon ging alles viel leichter. Wir haben da draußen geweint, aber wir haben nie gequengelt, weil wir nicht genug Likes bekommen haben. Oder weil wir auf dem 20. Digitalfoto einfach nur furchtbar aussahen. Oder weil unsere Hände schmutzig waren. Wir wurden nass und wir wurden trocken. Wir haben geblutet und wir bekamen Narben, auf die wir heute noch stolz sind. Wir haben geweint und wir haben gelacht. Wir waren irgendwo und nirgendwo. Frei wie Vögel. An einem magischen Ort , der sich Draußen nannte. Und ganz und gar uns Kindern gehörte. Wie die Magie dieser Tage. Keine Mütteraugen und wenn die Straßenlaternen angingen, mussten wir zu Hause sein. Es liegt eine lange Zeit zurück!«

Die Menschen, die vor 40, 50 Jahren groß geworden sind, haben Zusammenhalt gelernt. Sich aufeinander zu verlassen und die Zähne zusammenzubeißen. Gemeinsam ist man stark. Für den anderen einstehen.

2.2 Was zeichnet die Pflegekräfte 50+ aus?

Pflegekräfte 50+ zeichnet besonders eines aus: Durchhaltevermögen. 20, 25, 30, 35 oder sogar 40 Jahre im Pflegeberuf zu bleiben, um Patient*innen oder auch Bewohner*innen zu unterstützen und zu versorgen, ist eine Leistung, die viel zu wenig gewürdigt wird. Diese, ich nenne sie hier einmal liebevoll »alte Hasen«, haben einen enormen Erfahrungsschatz, zeigen Gelassenheit und Geduld in schwierigen Situationen.

Aus den verschiedenen Berichten der Seminarteilnehmer*innen lässt sich einerseits klar erkennen: Es gab in der Kindheit viele Werte, die uns vermittelt wurden und die diese Pflegekräfte 50+ sehr geprägt haben:

Werte wie:
- Durchhaltevermögen
- Bescheidenheit
- Rücksichtnahme
- Hilfsbereitschaft
- Pflichtbewusstsein
- Organisationstalent
- Vorausschauendes Denken
- Situationen hinzunehmen, ohne sich zu wehren
- Fürsorge übernehmen für andere

Es sind einerseits sicherlich gute Werte, die von anderen Menschen in sozialen Systemen auch sehr geschätzt werden, sei es von Patient*innen, Bewohner*innen, Ärzt*innen, Vorgesetzten, Besucher*innen oder anderen Berufsgruppen usw. Das macht diese Pflegekräfte 50+ aus! Sie haben gelernt, Rücksicht zu nehmen, immer wieder einzuspringen, obwohl der eigene Rücken nicht mehr kann, um für andere da zu sein. Sie haben ein ausgeprägtes Pflichtbewusstsein und stellen eigene Bedürfnisse zurück, jeden Tag aufs Neue! Auch wenn es ihnen nicht gut geht, stellen sich diese Mitarbeiter*innen auf Situationen ein und nehmen diese an. Bekommen immer mehr Aufgaben aufgebürdet und arbeiten ohne zu murren. Gewehrt haben sie sich lange nicht, weil sie das bisher nicht gelernt haben!

Pflegekräfte 50 + sind sehr fürsorglich im Umgang mit Schutzbefohlenen, mit einem Pflegeverständnis, für Menschen da zu sein. Ihnen ist ein freundliches Wort oder ein Gespräch mit einem Erkrankten wichtiger ist als alles andere. Pflegekräfte 50+ sind manchmal verzweifelt, dass die nicht vorhandenen Zeitressourcen es nicht hergeben, bei einem Sterbenden zu sitzen, um dessen Hand zu halten. Sie tun es trotzdem und vergessen sich hier häufig selbst und die eigenen Bedürfnisse. Sie haben Bescheidenheit und Hilfsbereitschaft gelernt. Pflegekräfte 50+ arbeiten sehr vorausschauend und verfügen über ein ausgeprägtes Organisationsvermögen.

Eigene Grenzen erkennen, einen gesunden Umgang mit Nähe und Distanz und Abgrenzung? Auch mal Nein zu sagen? Das sind alles Dinge, die erst sehr spät erlernt wurden von Pflegekräften 50+. Über viele Jahre, um nicht zu sagen Jahrzehnte, haben sie alles mitgetragen und ertragen, bis die eigenen Grenzen überschritten wurden. Kopfschmerzen, Einschlafstörungen, Rückenprobleme, Müdigkeit, Ohrendruck, Magendruck und Unverträglichkeiten usw. sind nur einige der Folgen.

2.2.1 Pflegekräfte 50+ verändern sich

Doch seit einiger Zeit erlebe ich eine große Veränderung bei den Pflegekräften 50 +. Sei es durch selbst erlebte Erkrankungen, die zu anderen Sichtweisen geführt haben, oder die jahrelange Enttäuschung, nicht gehört zu werden, Reglementierungen zu erfahren oder auch keinerlei Wertschätzung ihrer eigenen Person oder des Handelns gegenüber, stehen Pflegekräfte 50+ auf und sagen ganz klar: »*Es reicht, mit uns nicht mehr!*« Und darum geht es in diesem Buch. Diese Veränderungen der Pflegekräfte 50+ zu verstehen und daraus zu lernen.

Es bietet vielen Unternehmensführungen die Möglichkeit, einmal hinzuschauen und Veränderungen umzusetzen, neue Denkweisen in ein Unternehmen zu bringen, sich den Wert dieser Mitarbeiter*innen bewusst zu machen und dankbar zu sein, um ihnen mit Respekt und Dankbarkeit zu begegnen.

In vielen Unternehmen, in denen ich tätig bin, erlebe ich zum Glück Veränderungen von Vorgesetzen, die sich des Wertes der Pflegekräfte 50+ bewusst sind.

Dieses Buch ist als Ratgeber mit vielen Impulsen zu verstehen, zum einen für Unternehmen, die Pflegekräfte 50 + anders wertschätzen, und zum anderen für die Pflegekräfte 50+ selbst, um sich ihres eigenen Wertes bewusst zu werden.

> So geht es im ersten Teil des Buches um die Veränderungen vieler Mitarbeiterinnen 50+, die verstanden haben, dass ihnen Glaubenssätze im Weg stehen oder standen und nun einen neuen Weg einschlagen. Ein Weg, der dazu führt, auch im Alter gesund zu bleiben und Wertschätzung einzufordern.

2.2.2 Alte Glaubenssätze werden über Bord geworfen

Die Auflösung der negativen Glaubenssätze bzw. Umwandlung in positive Glaubenssätze ist der Schlüssel zu einem selbstbewussten Leben, das es ermöglicht, ohne schlechtes Gewissen »Nein« zu sagen und selbstbestimmt seine Potenziale umzusetzen! Glaubenssätze sind Annahmen oder auch Denkgewohnheiten, die uns vorgelebt wurden bzw. die wir immer wieder gehört haben, z. B.
- *»Ich kann nichts.«*
- *»Ich darf keine Fehler machen.«*
- *»Ich muss alles allein machen.«*
- *»Ich muss alles aufessen.«*
- *»Ich muss immer perfekt sein.«*
- *»Ich darf nicht um Hilfe bitten.«*
- *»Ich darf nicht traurig sein.«*

Glaubenssätze sind sehr tief verankerte Annahmen über uns selbst und die Welt, in der wir leben. Einige kennen Sie bestimmt und die obige Liste ließe sich noch weiter fortsetzen. Nehmen wir z. B. einen negativen Glaubenssatz, der mir vor Jahren im Weg stand. Ich war mit einer Freundin zum Essen verabredet. Meine Freundin kam 15 Minuten zu spät zu unserer Verabredung. Wenn ich einen negativen Glaubenssatz über mich selbst habe, dann ist es dieser hier: »*Ich bin es nicht wert, dass sie pünktlich kommt.*«

Wenn ich ein negatives Bild über die Welt und Umgebung habe, dann habe ich Angst, dass meiner Freundin etwas zugestoßen ist, bin verängstigt und rufe sie sofort an.

Bin ich aber mit mir im Reinen, habe positive Glaubenssätze und ein sicheres Gefühl in der Welt, werde ich die Verspätung anders deuten. Ich habe Vertrauen und denke: »*Sie wird im Stau stehen und gleich hier ankommen.*« Und ich bin ruhig und habe das Vertrauen, dass alles gut wird.

So gibt es Glaubenssätze, die negativ besetzt sind, und es gibt positive Glaubenssätze. Denke ich positiv und habe einen positiven Charakter, schaue ich offen und neugierig in die Zukunft.

> **Info**
> **Positive Glaubenssätze** sind immer sehr motivierend. Ich sehe meine Stärken und meine Fähigkeiten.
> **Negative Glaubenssätze** bremsen mich aus und lösen Sätze aus wie: »*Bin ich es überhaupt wert?*« – »*Ich habe es nicht verdient glücklich zu sein.*« – »*Ich bin es nicht wert...*«

Es gibt auch relativ neutrale Glaubenssätze: »*Das Leben hat immer Höhen und Tiefen.*« – »*Es wird schon gutgehen.*« Wir alle haben sehr unterschiedliche Glaubenssätze und die sind verankert, positive und auch negative. Wenn jedoch negative Glaubenssätze überwiegen, resultiert daraus ein unangenehmes Gefühl und sie können zu starken Belastungen führen.

> **Fazit** Glaubenssätze
>
> Und so bestimmen Glaubenssätze nicht nur, was wir fühlen und denken, sondern sie bestimmen unser gesamtes Verhalten.

Wenn ich immer wieder denke, ich bin nichts wert, nicht liebenswert und auch nicht kompetent, dann werde ich mich auch so verhalten. Daraus resultiert wiederum, dass ich wenig selbstbewusst bin und mich im Umgang mit anderen Menschen so verhalte. Im Arbeitsleben werde ich mich hinten anstellen, werde arbeiten übernehmen, die kein anderer Mensch machen möchte.

Was ist das Fazit daraus? Wenn ich immer nur negative Glaubenssätze habe und diese sich bestätigen, verhalte ich mich entsprechend. Mich und mein Leben bestimmt, was ich über mich denke, über meine Umwelt und über die Welt. Dann kann ich im Anschluss sagen: »*Ich wusste es doch!*« – »*Hab ich wieder einmal Recht gehabt!*« – »*Ich kann eben nichts und bin nicht kompetent!*«

Wie entstehen diese Glaubenssätze?
Sehr häufig liegt der Ursprung von negativen und positiven Glaubenssätzen in unserer Kindheit. Denn wir übernehmen diese Glaubenssätze häufig unbewusst von unseren Eltern, Großeltern oder auch Lehrern. Doch auch durch Erfahrungen im Umgang mit unseren Mitmenschen und durch erlebte Situationen entstehen diese Annahmen. Vielleicht haben Sie einmal erlebt, dass Aufgaben, die nicht sofort geklappt haben, Ihnen abgenommen wurden. Dann kann daraus die Annahme entstehen: »*Es muss alles sofort klappen, oder ohne Hilfe schaffe ich es nicht.*«

Hilfreich wären andere Glaubenssätze an diese Stelle:
- »*Versuch macht klug!*«
- »*Aus Fehlern lernt man!*«
- »*Es muss nicht alles auf Anhieb klappen.*«

In der Zusammenarbeit mit Seminarteilnehmer*innen habe ich viele Negativsätze gehört, die das weitere Leben der Teilnehmer*innen sehr geprägt haben und noch Jahre später aufrechterhalten wurden. Vielleicht kennen Sie aus Ihrer Kindheit Sätze wie:

- »Du hast kein Gespür für Musik!
- »Tennis ist nichts für Dich!«
- »Du bist nicht sprachenbegabt!«
- »Du bist eben nicht sportlich!«
- »Du heiratest doch später sowieso, warum willst Du denn studieren?«
- »Ordnung ist das halbe Leben!«
- »Hilf Dir selbst, sonst hilft Dir keiner!«
- »Morgenstund hat Gold im Mund.«
- »Erfolg macht einsam.«
- »Was Du heute kannst besorgen, verschiebe nicht auf Morgen.«
- »Vertrauen ist gut, Kontrolle ist besser.«
- »Verlass Dich auf andere und Du bist verlassen.«
- »Wer rastet, der rostet.«
- »Was Dich nicht umbringt, macht Dich stark.«
- »Solange Du die Füße unter meinen Tisch stellst...«
- »Eigenlob stinkt!«
- »Ohne Fleiß kein Preis.«

Viele Klient*innen und Teilnehmer*innen, mit denen ich jahrelang arbeite, kennen solche Glaubenssätze und es ist ihnen schwer gefallen, sich daraus zu lösen. Manchem gelang es erst im höheren Alter, diese Glaubenssätze aufzulösen. Hier könnte ich noch sehr viele Glaubenssätze auflisten. Viele haben Sie bestimmt schon einmal gehört und auf etliche werde ich im Verlauf der nächsten Kapitel zurückkommen.

Tipp
Was ist der wichtigste Schritt? Um überhaupt negative Glaubenssätze aufzulösen, müssen Sie erst einmal erkennen, dass sie da sind und wie sie Sie beeinflussen. Dadurch, dass alles oftmals ein unbewusster Prozess ist, benötigen Sie manchmal ein wenig Zeit, um dahinterzukommen.

Diese Fragen können Ihnen dabei helfen:
- Wie sehe ich mich selbst?
- Wie nehme ich die Welt wahr?
- Nehme ich meine eigene innere Stimme wahr?
- Welche Glaubenssätze behindern mich schon ein Leben lang?
- Welche Glaubenssätze stehen mir und vielleicht einem glücklichen Leben im Weg?
- Wie und was bewerte ich?

Übung

Wie steht es um Ihre Glaubenssätze?
Nehmen Sie ein Blatt Papier und denken Sie über bestimmte Situationen nach.
Schreiben Sie eine Situation auf und beobachten Sie: Wie war Ihr Gefühl und warum ging es Ihnen an dieser Stelle vielleicht nicht gut?
Welche Glaubenssätze standen hinter Ihrem Gefühl, hinter den negativen Gedanken und dem Verhalten?

Überprüfen Sie Ihre Glaubenssätze
Das Problem ist, dass wir glauben, dass Glaubensätze der Wahrheit entsprechen. Wir haben sie so oft gehört und verinnerlicht und darum stellen wir sie auch nicht in Frage, besonders, wenn unsere Eltern, Großeltern oder vielleicht Lehrer sie uns immer und immer wieder mitgeteilt haben.

Übung

Sie haben die Möglichkeit, diese Glaubenssätze zu überprüfen
1. Ist das, was ich damals gehört habe, wirklich wahr?
2. Wie komme ich auf diesen Satz, stimmt der wirklich?
3. Ist diese Annahme immer noch so?
4. Ist dieser Gedanke hilfreich, meine Ziele zu erreichen?
5. Wie komme ich überhaupt darauf, dass dieser Satz stimmt?

Wenn Sie nun Ihre eigenen negativen Glaubenssätze entdeckt haben, die immer wieder dazu geführt haben, dass Sie sich auf der Stelle drehen, dann treffen Sie eine Entscheidung. Sagen Sie: Ich habe die Möglichkeit, die negativen Gedankengängen und Glaubenssätze durch positive zu ersetzen:

Negativ: »*Ich bin nichts wert!*«
Positiv: »*Ich bin wertvoll!*«

Negativ: »*Ich darf keine Fehler machen!*«
Positiv: »*Ich darf Fehler machen!*«

Nun hört es sich vielleicht für Sie ganz einfach an, einfach mal die Glaubenssätze zu verändern. Klient*innen sage ich immer, das ist wie Fahrrad fahren lernen, es muss geübt werden. Die wenigsten sind auf ein Rad gestiegen und konnten fahren. Es bedarf am Anfang täglicher Übung.

Sagen Sie sich Ihren neuen positiven Glaubenssatz mehrfach am Tag, lächeln Sie dabei in den Spiegel. Schreiben Sie das den neuen Glaubenssatz bei einer Tasse Kaffee auf und genießen sie ihn. Hören Sie ein Lied, das Ihnen positive Energie gibt und verknüpfen Sie dieses Lied mit dem neuen Satz in ihrem Leben. Es braucht viele Wiederholungen, um neue positive Glaubenssätze zu verankern.

Denn negative Glaubenssätze, die uns schon lange begleiten, vielleicht aus unserer Kindheit, sind sehr hartnäckig. Das bedeutet, Sie brauchen Geduld, es benötigt Zeit.

Glaubenssatz verändern: »*Was Du heute kannst besorgen, verschiebe nicht auf Morgen*« wird verändert in »*Ich darf für mich selbst sorgen und etwas einfordern!*«

Glaubenssatz verändern: »*Ich bin stolz auf mich, dass ich ohne schlechtes Gewissen »Nein« gesagt habe*«, in »*Ich springe gerne ein anderes Mal ein, dieses Wochenende habe ich schon was vor!*«

Glaubenssatz verändern: »*Was Dich nicht umbringt macht Dich stark*« (eine Schicht geht noch!), in »*Ich bin wertvoll und habe es verdient, mich auszuruhen!*«

Glaubenssatz verändern: »*Verlass Dich auf andere und Du bist verlassen*« in »*Ich darf andere um Hilfe bitten!*«

Glaubenssatz verändern: »*Vertrauen ist gut, Kontrolle ist besser*« in »*Ich darf Vertrauen haben in andere Menschen!*«

> **Tipp**
> Schreiben Sie jeden Abend zwei Sätze in einem kleinen Buch auf, worauf Sie stolz sind, z. B.:
> »*Ich bin stolz auf mich, dass das dem Stationsarzt gesagt habe, »Visite gerne in zehn Minuten, wir frühstücken gerade.*«
> »*Ich bin stolz auf mich, dass ich zur Auszubildenden des 1. Lehrjahres gesagt habe »Ich vertraue Dir, dass hast Du prima gemacht!« ohne gleich hinterherzurennen, um alles zu kontrollieren.*«
> »*Ich bin stolz auf mich, weil ich den Kollegen gesagt habe: Den Pflegewagen haben wir heute noch nicht aufgefüllt, seid ihr so nett und übernehmt das einmal?*«

2.3 Raus aus der mentalen Erschöpfung

Zunächst möchte ich in diesem Kapitel einmal klären, was mentale Erschöpfung bedeutet, wie sie entsteht, was sind die Gründe für die Erschöpfung sind und was sich verändert hat.

Vielleicht fragen Sie sich jetzt, warum ich so intensiv auf das Phänomen mentale Erschöpfung eingehe? Das Erleben und das Erkennen der mentalen Erschöpfung ist sehr oft der entscheidende Punkt gewesen, warum Menschen beschlossen haben, ihr Leben zu verändern und klar zu sagen:
- Mentale Erschöpfung war gestern – mit mir nicht mehr!
- Wieso denken Pflegekräfte 50+ neu und anders?

Es handelt sich bei der mentalen Erschöpfung um einen Zustand, der mit Müdigkeit einhergeht, einem Mangel an Interesse und innerer Verarmung. Anhaltende Erschöpfung ist oftmals eine Reaktion auf dauerhaften, chronischen Stress im Beruf. Eine mentale Erschöpfung ist sehr häufig ein Ausdruck von psychischer und mentaler Überforderung, besonders beim Lösen von schwierigen oder komplexen Aufgaben.

Viele meiner Seminarteilnehmer*innen berichten von einem Gefühl der inneren Leere, manchmal auch Gleichgültigkeit, dem Wunsch nach Rückzug, keine Menschen mehr zu sehen, Gereiztheit, manchmal auch Hilflosigkeit und Verzweiflung. »*Wie soll ich meinen Beruf noch fünf oder zehn Jahre ausüben?*«

Symptome einer mentalen Erschöpfung:
- Rückenschmerzen
- Schwindelgefühle
- Ohrgeräusche bis hin zum Tinnitus
- Herzbeschwerden, Herzrasen
- Magen- und Darmbeschwerden

Das Hauptsymptom der mentalen Erschöpfung ist die anhaltende Müdigkeit, mit einem weiteren Gefühl der verminderten Belastbarkeit des Körpers und der Psyche. Kurz: ausgelaugt sein. Dies ist sehr oft die Folge einer emotionalen Dauerbelastung.

Schauen wir uns die Pflegekräfte 50+ an. Bedingt durch die bisher erlernten Glaubenssätzen und das daraus resultierende »Ich kann nicht Nein sagen!« sind viele Menschen, die in der Pflege arbeiten, in eine mentale Erschöpfung gerutscht, vielleicht sogar in ein Burn-out (anhaltende Erschöpfung).[12]

2.3.1 Der Mentaltest

Um ein anderes Denken zu bekommen, können Sie einen Mentaltest machen, um zu sehen, wo Sie gerade stehen: In der folgenden Tabelle finden Sie 20 Fragen und haben jeweils fünf Antwortmöglichkeiten. Nehmen Sie sich die Zeit, die folgenden 20 Fragen einmal zu beantworten.

- Nicht zutreffend: 1 Punkt
- Weniger zutreffend: 2 Punkte
- Ab und zu zutreffend: 3 Punkte
- Oft zutreffend: 4 Punkte
- Fast immer zutreffend: 5 Punkte

---

[12] Vgl. Koslowski G (2018): Resilienz in der Pflege. Schlütersche, Hannover.

Tab. 1: Mentaltest

Frage	Einschätzung				
	Nicht zutreffend 1 Punkt	Weniger zutreffend 2 Punkte	Ab und zu zutreffend 3 Punkte	Oft zutreffend 4 Punkte	Fast immer zutreffend 5 Punkte
1. Ich habe so oft das Gefühl, dass ich alles allein machen muss.					
2. Es fällt mir schwer, mich zu konzentrieren					
3. Meinem Beruf gehe ich mit Widerwillen nach und bin froh, wenn der Dienst vorbei ist.					
4. Oft frage ich mich: Wozu das alles?					
5. Schon morgens fühle ich mich leer und antriebsarm.					
6. Ich vermisse Wertschätzung von meinen Vorgesetzten.					
7. Von meinen Kolleg*innen bekomme ich kein positives Feedback.					
8. Ich kann nicht »Nein« sagen.					
9. Mir wächst alles, insbesondere die Arbeit, über den Kopf.					
10. Bereits am Morgen habe ich ein Gefühl der Unlust.					
11. Ich zweifle immer mehr an meinen Fähigkeiten und Potenzialen.					
12. Jeden Tag spüre ich eine innere Unruhe und Gereiztheit in mir.					

Frage	Einschätzung				
	Nicht zutreffend 1 Punkt	Weniger zutreffend 2 Punkte	Ab und zu zutreffend 3 Punkte	Oft zutreffend 4 Punkte	Fast immer zutreffend 5 Punkte
13. Ich ziehe mich gerne zurück und sehne mich so nach Ruhe.					
14. Es fällt mir immer schwerer, Entspannung zu finden und ich werde schnell müde.					
15. Häufig leide ich an Rückenschmerzen und Verspannungen.					
16. Ich leide unter Magen-Darm-Beschwerden.					
17. Um mich zu entspannen, trinke ich abends immer ein Glas Wein.					
18. Manchmal fühle ich mich so leer und ich esse eine ganze Tafel Schokolade auf einmal.					
19. Mein Vorgesetzter sagt nicht einmal, dass ich was gut gemacht habe.					
20. Manchmal frage ich mich, wie lange ich das hier noch aushalte…					

Auswertung:
Zählen Sie nun alle Punkte zusammen:

0–20 Punkte:	Herzlichen Glückwunsch, Ihnen geht es gut und Sie haben ihr Leben im Griff.
20–40 Punkte:	Sie liegen in einem guten Bereich. Vieles fällt Ihnen leicht, das Nein sagen klappt. Bedürfnisse können kommuniziert werden.
41–74 Punkte:	An der mentalen Leichtigkeit können Sie noch arbeiten, einiges macht Ihnen noch Probleme.
75–100 Punkte:	Hier ist dringender Handlungsbedarf, es treten viele körperliche und psychische Symptome auf. Sie sollten weniger von sich selbst verlangen, sich und ihre Symptome ernst nehmen, Dinge tun, die Freude machen.

2.4 Pflegekräfte 50+ denken neu

Pflegekräfte 50+ haben sich verändert, weil
- sie an Grenzen gestoßen ist (durch Krankheiten, einen beginnenden Burn-out, immer wiederkehrende Verletzungen durch Vorgesetzte),
- sie verstanden haben, dass Wertschätzung von innen heraus kommt,
- sie verstanden haben, dass sie das System und die gegebenen Voraussetzungen nur verändern können, wenn sie sich selbst verändern,
- sie wissen, dass die Zeit, die verbleibt, nicht mehr lange ist,
- sie noch gesund die Rente genießen wollen.

> »Ich kann nie das System verändern, aber ich kann mich verändern, damit sich das System ändert!«

3 Menschen 50+ und was sie bewegt

Menschen, die 50 Lebensjahre und mehr erlebt haben, haben in der Regel beruflich schon einiges erreicht. Sie sind häufig finanziell abgesichert, die Kinder sind aus dem Haus. Menschen über 50 Jahre haben ihre Eltern, entweder allein oder mit einem Lebenspartner versorgt, ehrenamtliche Tätigkeiten angenommen. In dieser Phase des Lebens verändern sich oftmals Ansichten und Ansprüche. Das Hinterfragen beginnt:

- »Was kommt da noch?«
- »Was sind eigentlich meine Bedürfnisse?«
- »Immer nur die Bedürfnisse von anderen erfüllen?«
- »Habe ich mein eigenes Befinden zu oft nach hinten gestellt?«
- »Wie werde ich hier im Unternehmen eigentlich wertgeschätzt?«
- »Wie geht die Leitung mit mir um?«
- »Will ich diese Erschöpfung weiter ertragen?«

Viele Menschen jenseits der 50 werden sich ihres eigentlichen Wertes bewusst, durch bewusstes Hinterfragen. Sie verspüren den Wunsch, noch einmal neu anzufangen, die berufliche Situation zu verlassen oder die Rahmenbedingungen zu verändern. Sie wollen sich nicht mehr alles gefallen lassen. Als es galt, die Familie zu versorgen, lagen die Prioritäten anders. Es kam oft darauf an, ein sicheres Einkommen zu generieren. Seminarteilnehmer*innen erzählen, dass sie gerne Verpasstes nachholen wollen.

Vor allem Pflegekräfte 50+ erleben in Einrichtungen immer häufiger, dass auf ihre Wünsche und Bedürfnisse in keinster Weise eingegangen wird. Egal, ob es sich um den Wunsch handelt, dass der Dienstplan geändert wird, oder ihr klares Nein (»Ich kann nicht einspringen«) ignoriert wird, der Wunsch nach einer Gehaltserhöhung vom Tisch gefegt wird – genau in diesem Moment ist für viele ältere Mitarbeiter*innen der Punkt erreicht, dass sie sich nicht wertgeschätzt fühlen und in diesem System nicht mehr arbeiten möchten. Vorgesetzte, die jahrzehntelang ständig emsig arbeitende Mitarbeiter*innen erlebt haben, erkennen diese Veränderung oft nicht rechtzeitig. Sie spüren nicht, wie es dem Mitarbeiter*innen geht und verpassen in dem Prozess, jetzt endlich die Expertisen zu nutzen, die Qualitäten zu erkennen und endlich die Forderungen zu akzeptieren.

> **Fazit** — **Die unverzichtbare Ressource**
>
> Mitarbeiter*innen 50+ können nur in Unternehmen gehalten werden, wenn Unternehmensleitungen sie endlich als eine unverzichtbare Ressource erkennen und ihre Forderungen akzeptieren.

3.1 Was Mitarbeiter*innen 50+ wollen

- mehr Wertschätzung vom Vorgesetzten
- mehr Gehalt
- Akzeptanz des Nein und ein Ende des ständigen Einspringens
- Einspringprämien
- Stundenreduzierung
- sich nicht mehr anmeckern zu lassen
- gehört werden
- eine angemessene Kommunikation
- angemessene Pausenzeitenregelung

Und so geschieht das fast Unerwartete (jedenfalls für die Vorgesetzten):
- Mitarbeiter*innen 50+ verlassen das Unternehmen, weil sie plötzlich ihren eigenen Wert erkannt haben.
- Sie sind offen für neue Stellenangebote.
- Sie erkennen, dass die Unternehmen und die Vorgesetzen sich nie ändern.
- Sie trauen es sich zu, in neuen Berufen oder neuen Abteilungen anzufangen.

Viele Menschen 50+ sind einerseits stolz auf das, was sie geleistet haben, haben aber auf der anderen Seite das Gefühl, in einer Situation festzustecken und nur noch funktionieren zu müssen. Etliche Menschen, die ich in Seminaren kennengelernt habe, zeigen neuen Mut. Sie stecken die Fühler aus in unterschiedlichste Richtungen, um herauszufinden, was das Leben noch zu bieten hat. Sie freuen sich auf neue Lebensphilosophien und neue Inspirationen. So sagte mir neulich eine 58-jährige Klientin, die schon lange im Pflegebereich arbeitet: »*Wissen Sie, nun arbeite ich schon 30 Jahren in der Pflege. Es war immer bereichernd mit Patienten und Patientinnen zu arbeiten, doch jetzt bin ich an einem Punkt und es ist ein befreiendes Gefühl, mich nicht immer um das Wohl anderer Menschen kümmern zu müssen, sondern für mich selbst einzustehen! Meiner Vorgesetzten, der ich letzte Woche die Kündigung gab, sah mich ein wenig mitleidig an und meinte:* »Mit über 50 sollte man kleine Brötchen backen und dankbar sein, dass man noch Arbeit hat.«

Mitarbeiter*innen 50+ sind in vielerlei Hinsicht im Vorteil gegenüber ihren jüngeren Kolleg*innen. Sie freuen sich auf die Zukunft, denn nun können sie sich Zeit nehmen und ihren Zielen und Wünschen näherkommen. Also laufen sie nicht weiter aus Angst vor der Meinung anderer weiter, sondern leben ihre persönlichen Wünsche, ihre Träume und stellen ihre Ziele nicht weiter in den Hintergrund.

Tipp
Wenn auch Sie den Wunsch haben, etwas zu verändern, stellen Sie sich folgende Fragen:
- **WILL** ich das?
- Will **ICH** das?
- Will ich **DAS**?

3.2 Pflegekräfte 50+ und das neue Zeitmanagement

Was bedeutet neues Zeitmanagement? Viele Pflegekräfte 50+ sind, bevor sie ihre alten Glaubenssätze über Bord warfen, immer eingesprungen und haben sehr oft die Kolleg*innen im Blick, die sie ungern an einem Dienstwochenende allein arbeiten lassen wollten.

Während Mitarbeiter*innen zuvor einen Intrarollenkonflikt hatten, weil sie eine Entscheidung treffen müssen (Einspringen oder Familienausflug?), was längerfristig zur Erschöpfung führt, ändert sich das nun. Es entstehen neue Denkansichten und Verhaltensweisen.

3.2.1 Sina K. (57), Pflegefachkraft

»Als Pflegefachkraft, die nun 25 Jahre in der Pflege war, habe ich immer wieder vor der Herausforderung gestanden, wenn meine Vorgesetzte gefragt hat, ob ich am Wochenende einspringe: »Springe ich ein oder nicht?« Ich war allein durch die Frage schon im Stressmodus. Soll ich einspringen oder nicht?

Was spricht gegen das Einspringen?

So habe ich meiner Familie schon vor vier Wochen versprochen, dass wir am Sonntag in den Freizeitpark fahren und nun ist eine Kollegin ausgefallen und ich wurde von der Leitung gefragt, ob ich am Sonntag einspringen kann.

Mein inneres Gedankenkino:
- *Kann ich schon wieder meine Familie, insbesondere die Kinder, enttäuschen?«*
- *Bin ich noch glaubhaft?*
- *Ich habe mich doch auch so gefreut und sehne mich nach Gemeinsamkeit mit der Familie!*
- *Ich möchte endlich einmal Abstand gewinnen und Ruhe haben!*

Auf der anderen Seite steht dort meine Kollegin:
- *Am Wochenende ist meine Kollegin allein da.*
- *Die armen Patient*innen müssen alle unter Zeitdruck versorgt werden!*
- *Bin ich noch kollegial, wenn ich »Nein« sage?*

Stundenlang habe ich immer wieder abgewogen, das hat mich komplett fertig gemacht. Aber meine bisherige Haltung »Du kannst keinen im Stich lassen«, hat mich früher bewogen, immer wieder einzuspringen und in Kauf zu nehmen, meine Familie zu enttäuschen.«

Ich fragte Sina K., warum sie sich heute abgrenzt und »Nein« sagt. Sina K.: »Wissen Sie, es kam nie mal ein DANKE von den Vorgesetzten und nachdem meine Familie immer sauer war und ich dann vor fünf Jahren noch einen Bandscheibenvorfall bekam, habe ich gesagt: »Jetzt ist Schluss!« Hilfsbereitschaft in allen Ehren. Es kam noch nicht einmal eine Genesungskarte von der Pflegedirektion. Und als ich nach der Reha wieder da war, kam der Satz der Pflegedirektion: »Na, Gott sei Dank sind Sie wieder einsatzfähig!« Mir fehlten hier die Wertschätzung, eine Genesungskarte, ein Angebot, evtl. kürzer zu treten oder eine Stundenreduzierung, evtl. das Angebot eines anderen Arbeitsplatzes. Als in dem Jahr auch noch das Weihnachts- und Urlaubsgeld gekürzt wurde, war mir klar: Hier ändert sich nichts, nur ich kann mich verändern! Und das habe ich konsequent umgesetzt!

In der Umsetzung hieß das:
- *Ich habe mich auf die gynäkologische Station versetzen lassen.*
- *Ich habe meine Vollzeitstelle auf eine 25-Stundenstelle reduziert, obwohl die Pflegedirektion mir viele Steine in den Weg gelegt hat.*
- *Ich sage jetzt nur noch »Ja«, wenn mir danach ist. Wenn ich etwas vorhabe, entscheide ich mich für die Familie.*
- *Ich bin kollegial, auch wenn ich mal »Nein« sage, aber es ist nicht meine Verantwortung, wenn Mitarbeiter*innen fehlen, sondern Aufgabe des Unternehmens, für mehr Personal zu sorgen.*
- *Mir tun die Patient*innen leid, aber dann müssen eben Stationen geschlossen werden, wenn zu wenig Personal da ist.*
- *Nicht mehr auf meine Kosten!*

- *Mir geht es gesundheitlich viel besser.*
- *Ich habe nur das eine Leben!*
- *Und ich habe einen Arbeitsvertrag, bin Dienstleister und biete meine Arbeit an, dafür werde ich bezahlt und nicht Leibeigener.«*

> **Fazit** — **Das müssen Unternehmen bedenken**
>
> Am Beispiel von Sina K., die durch zu wenig Wertschätzung, schlechte Kommunikation und fehlende attraktive neue Angebot für ihr Arbeitsfeld ihre Einstellung komplett verändert hat, lässt sich erkennen, wie enorm wichtig es ist, angemessen auf Mitarbeiter*innen einzugehen.

Was hätte hier geholfen:
- einen Perspektivwechsel machen,
- eine Genesungskarte mit guten Wünschen schreiben,
- wertschätzende Kommunikation nach der Rückkehr,
- Gespräche darüber , wie eine Stundenreduzierung umsetzbar ist,
- Empathie für die Situation von Frau K.

3.2.2 Jürgen W. (60), Abteilungsleiter einer Intensivstation

Jürgen W. ist 61 Jahre alt und seit 25 Jahren Abteilungsleiter auf einer großen Intensivstation mit 30 Mitarbeiter*innen. Vor einem Jahr bekam er körperliche Beschwerden: Kopfschmerzen, Unruhe-Zustände, Magen- und Darm- Probleme und immer wieder Einschlafprobleme. Nach einer längeren Zeit der mentalen Erschöpfung musste er fünf Monate aussetzen. Dann folgte ein Wiedereingliederungsgespräch mit der Klinikleitung und der Pflegedirektorin. Jürgen W.: »*Als ich nach sechs Monaten Auszeit vor der Tür der Klinikleitung stand, war ich schon sehr aufgeregt! Was würde mich erwarten?*

Für mich war klar, ich werde meine Stelle wieder antreten und fühlte mich soweit wieder in meiner Mitte. Was ich jedoch für mich beschlossen hatte, so wie vor meiner Auszeit wollte ich nicht mehr arbeiten. Mir ist in dieser Zeit sehr bewusst geworden, wie viele Stunden ich daheim gesessen habe, um noch Dienstpläne zu schreiben und auch 2–3-mal die Woche 10-Stundendienste absolviert habe, um auf die Wünsche der Mitarbeiter*innen einzugehen. Was ich auf jeden Fall in dem nun kommenden Gespräch anschneiden wollte, war, dass ich ohne Assistenz dieses Pensum nicht mehr bereit war zu leisten, da mir bewusst geworden ist, dass der Spagat zwischen Dienst und Freizeit nicht mehr im Einklang war. So bin ich hochmotiviert und voller Elan in das Zimmer gegangen, um meine Ideen vorzuschlagen. Was mich jedoch dann erwartete, erschüttert mich noch heute.

Zu Beginn hieß es noch: »*Guten Tag, Herr W., setzen Sie sich doch.*« *Und dann ging es schon los:* »*Herr W. wie Sie ja selbst erlebt haben, ist man in einem gewissen Alter nicht mehr so leistungsfähig. Sie scheinen Ihre Abteilung ja nicht mehr so im Griff zu haben, nach so einer langen Auszeit! Darum ist unsere Überlegung, Sie in einem anderen Bereich einzusetzen. Das Beschwerdemanagement scheint doch eine gute neue Stelle zu sein, wo Sie auch nicht mehr so viel Einsatz zeigen müssen in Ihrem Alter!*«

Ich war sprachlos! Einfach nur sprachlos!

Gewünscht hätte ich mir:
- »*Wie geht es Ihnen nach der Auszeit, Herr W.?*«
- »*Schön, dass Sie wieder da sind!*«
- *Eine Nachfrage, wie ich die sechs Monate erlebt habe*
- *Welche Ideen ich habe, wie ich mir die weitere Arbeit auf der Intensivstation vorstelle!*
- *Wertschätzung für 25 Jahre Dienst, in dieser Zeit hatte ich kaum mal eine Krankmeldung!*

Stattdessen wurde mir mitgeteilt, dass ich auf Grund meines Alters woanders arbeiten soll, weil ich nicht mehr leistungsfähig bin. Das hat mich enorm verletzt. Ich konnte nichts sagen und hatte zwei schlaflose Nächte. Als erwachsener Mann habe ich geweint, weil ich so verletzt war. Danach habe ich beschlossen, ich werde nicht mit mir so umgehen lassen und habe noch einmal das Gespräch gesucht, aber nur noch im Beisein des Betriebsrates.

Eine Woche später habe ich einen weiteren Termin mit der Pflegedirektion bekommen. Im Vorfeld habe ich genau überlegt, was ich sagen möchte und auch meine Verletzung dargelegt. Doch auch in diesem Gespräch hat sich nichts geändert. Da habe ich eine Entscheidung getroffen: Ich werde das Unternehmen verlassen. Meine bisherigen Glaubenssätze wie »Man gibt so leicht nicht auf!« habe ich in neue Glaubenssätze verändert!
- *»Ich bin es wert, dass meine Bedürfnisse gehört werden!«*
- *»Ihr habt mich als Unternehmen nicht verdient!«*
- *»Ich bin gut und bringe so viel Berufs- und Lebenserfahrung mit!«*
- *»Die eine Tür schließt sich und eine andere öffnet sich!«*

Als ich Jürgen W. gefragt habe, wie er sich in diesem Moment gefühlt hat, antwortete er: »*Sehr gut, obwohl ich noch nicht wusste, wohin der Weg führen wird, war mir in diesem Moment klar, jetzt ist Schluss und auch wenn ich 61 Jahre alt bin, werde ich aufgrund meiner Erfahrung, meiner Expertise, einen neuen auf mich zugeschnittenen Job finden. Verrückt war, dass ich in diesem Moment keine Angst vor der Zukunft hatte, sondern voller Optimismus und Motivation war!«*

Da ich weiter mit Jürgen W. als Klient gearbeitet habe, berichtete er sechs Wochen später: »*Meine Magenprobleme sind verschwunden und ich hatte keine Schlafstörungen mehr. Nachdem ich drei Bewerbungen geschrieben und an zwei Bewerbungsgesprächen teilgenommen habe, arbeite ich nun seit einer Woche als neue Intensivleitung in einem kleineren Krankenhaus! Allein das Vorstellungsgespräch war sehr wertschätzend. Meine Wünsche, einen Tag Bürozeit für die organisatorischen Dinge und die Dienstplangestaltung zu haben, wurden mir schriftlich zugesichert. Ich brauche nur ein Wochenende im Monat als Leitung arbeiten. Nun werde ich sehen, wie sich alles weiter entwickeln wird. Was sich bei mir persönlich geändert hat, ist meine Haltung. Ich stehe mehr für meine Bedürfnisse ein, lasse mich nicht mehr verbiegen und bleibe trotzdem kollegial.«*

Auf meine Frage, was er seinem alten Arbeitgeber als Tipp mit auf den Weg geben würde, antwortete Jürgen W. nach einiger Zeit des Überlegens:
- *Zuhören, dem Mitarbeiter zuhören, was er sagt!*
- *Bedürfnisse erfassen und angemessen antworten.*
- *Eine wertschätzende Kommunikation.*

- Wenn Mitarbeiter*innen es wünschen, wertschätzende Alternativen vorschlagen.
- Eine angemessene Begleitung von Seiten der Pflegedirektion und Geschäftsführung.
- Präsent zu sein auf den Stationen, für die Leitungskräfte, ein positives Feedback geben und nicht immer nur in die einzelnen Abteilungen zu kommen, um zu negieren!
- Hilfen anbieten und wahrzunehmen, dass das Personal am Limit läuft!
- Verstehen, dass das Personal das Potenzial eines jeden Unternehmens ist
- Wirtschaftliches Arbeiten ist wichtig, aber der Mensch sollte immer noch im Fokus stehen!

> »Dein Glaube an etwas ist die stärkste Kraft, die Du zur Verfügung hast!«

3.3 Selbstwirksamkeit – die neue Schlüsselkompetenz!

Selbstwirksamkeit bedeutet, seinen eigenen individuellen Wert wahrzunehmen, diesen zu erkennen und daraus Kraft zu schöpfen. Vielleicht denken Sie jetzt, das ist ja alles gut und schön, aber jetzt wird es esoterisch. Nein, wird es nicht! Dadurch, dass Menschen in der Pflege sehr eingebunden sind und, wie Sie bisher lesen konnten, sehr in Glaubenssätzen verhaftet sind, fehlt es häufig an Zeit, sich einmal in Ruhe hinzusetzen und sich Fragen zu stellen. Bei der Beantwortung dieser Fragen geht es um positive Eigenschaften, die Sie bei sich erleben. Es geht darum, einmal darüber nachzudenken, was Sie an sich mögen. Sie brauchen die Zeit, darüber nachzudenken, was die Menschen in Ihrem Umfeld über Sie sagen, was Sie als

Mensch ausmacht. Vielen Menschen fällt es schwer, sich diese Fragen zu beantworten und in Seminaren werde ich bei dieser Übung gefragt: »*Darf ich auch negative Eigenschaften aufschreiben, das fällt mir sehr viel leichter!*«

Das macht mich manchmal betroffen, aber es zeigt auch: Was hier klar im Wege steht, sind negative Glaubenssätze oder auch negative Erlebnisse, da wir im Leben mehr den Fokus auf die nicht so schönen Dinge legen oder weniger hören, dass wir toll sind, oder was wir können. Pflegekräfte 50+ haben in der Regel keine positiven Rückmeldungen in der Kindheit bekommen. Umso schöner ist es in Seminaren zu erleben, wenn jede einzelne Teilnehmerin ihre individuellen Stärken einmal laut vorliest und im Anschluss verkündet: »*Ja, das fühlt sich sehr gut an, diese Eigenschaften einmal laut auszusprechen!*«

So musste ich vor kurzem herzhaft lachen, als eine Teilnehmerin voller Überzeugung sagte: »*Ich kann sehr gut Auto fahren und einparken*«, dann den Kopf senkte und leise fortfuhr: »*... glaube ich!*« Woraufhin ihre Sitznachbarin laut in den Raum rief: »*Ja, das kannst Du, darum beneide ich Dich!*«

3.3.1 Legen Sie los!

Übung

Fragen Sie sich!
Nehmen Sie sich an einem ruhigen Nachmittag einmal ein Blatt Papier und beantworten Sie die folgenden drei Fragen:
1. Was sind Ihre fünf herausragenden Charaktereigenschaften?
2. Was mögen Sie besonders an sich?
3. Wenn Sie Menschen in Ihrem unmittelbaren Umfeld befragen würden, was würden diese Menschen über Sie sagen? Erfragen Sie doch einmal fünf Dinge!

Diese Übung hilft, sich Ihrer eigenen Stärken bewusst zu werden! Das ist der erste Schritt, selbstbewusster zu werden. Mit diesem neuen Bewusstsein und der daraus resultierenden Selbstwirksamkeit haben Sie definitiv ein anderes Auftreten! Vielleicht haben Sie manchmal das Gefühl, in Situationen festzustecken oder handlungsunfähig zu sein. Fragen Sie sich doch mal:
- *»Welche Entscheidung wäre jetzt die richtige und was wäre gut, um wieder handlungsfähiger zu werden?«*
- *»Was kann ich machen, um wieder aktiv zu sein?«*
- *»Was würde mir helfen, damit ich nicht mehr von der Entscheidung anderer Menschen abhängig bin?«*
- *»Wer könnte mir helfen?«*
- *»Kenne ich Menschen, die Probleme gut lösen? Wie würden die damit umgehen?«*
- *»Auf einer Skala von 1–10, wenn 10 der Lösungszustand ist, wo stehe ich gerade?«*

Oder stellen Sie sich einmal lösungsfokussierende Fragen:
- *»Was wäre ein gutes Ende?«*
- *»Was wären die ersten Anzeichen dafür, dass die Lösung eingetreten ist?«*
- *»Was wäre dann anders?«*

Hier sind Sie gefragt, werden Sie aktiv! Wenn Sie merken, dass sie sich im Kreis drehen und alle Gespräche mit der Geschäftsführung nichts bringen, können Sie überlegen:
- *»Auf welche Entscheidungen warte ich eigentlich gerade?«*
- *»Wer ist der Entscheidungsträger? (z. B. die Geschäftsführung, die Pflegedirektion, der Abteilungsleiter, etc.)«*

Schreiben Sie eine Liste mit allen Personen auf, wählen Sie eine Person von dieser Liste und bitten Sie sie, eine Entscheidung zu treffen! Machen Sie einen Termin für eine Rückmeldung aus und bleiben Sie an dieser Stelle hartnäckig, solange bis Sie eine Entscheidung haben.

3.3.2 Oder schieben Sie lieber auf

Sie haben aber auch die Möglichkeit, weiter untätig zu bleiben und zu leiden. Das liegt in Ihrem Ermessen. Hier empfehle ich Ihnen folgende Übung:

> **Übung**
>
> **Aufschieben ist gut!**
> Schreiben Sie fünf Vorteile auf, die das Aufschieben und Ihre Untätigkeit hinsichtlich einer Entscheidung haben könnten. Genießen Sie diese Vorteile so lange, bis Sie einen größeren Vorteil für sich erkennen, doch aktiv zu werden und die Situation zu ändern.

Hier helfen sog. **paradoxen Fragen** aus dem Coaching:
- »*Was kann ich tun, damit die Situation noch schlimmer wird, was würde diese Situation verschärfen?*«
- »*Wodurch kann ich zuverlässig erreichen, dass das Problem nicht gelöst wird?*«
- »*Was würde im schlimmsten Fall passieren, wenn die Situation eskaliert?*«
- »*Um den Job zu verlieren, wie müsste ich mich verhalten?*«

Um das Ganze einmal transparenter zu gestalten, möchte ich Ihnen hier die Geschichte von Lena R. vorstellen.

Lena R. (45), Gesundheitspflegerin
Lena R. ist 45 Jahre alt und arbeitet in einem Klinikum mit 260 Patient*innen. Sie ist seit 26 Jahren als Gesundheitspflegerin im Klinikum angestellt, verheiratet und Mutter von zwei Kindern in der Pubertät von 17 und 13 Jahren. Außer der Elternzeit von jeweils einem Jahr war sie vollzeitbeschäftigt auf einer chirurgischen Station. Die Arbeit hat ihr immer sehr viel Freude gemacht. Lena R. kommt aus einem Elternhaus, wo alle mit angepackt haben, sie hat noch drei jüngere Geschwister. Ihre Glaubenssätze waren immer:
- »*Was Du heute kannst besorgen, verschiebe nicht auf morgen!*«
- »*Müßigkeit ist aller Laster Anfang!*«

Einen Krankenschein hat sie fast nie genommen und ist sehr häufig eingesprungen. Nach einem beginnenden Bandscheibenvorfall hat Lena R. beschlossen, sich auf eine andere Station versetzen zu lassen, schweren Herzens, jedoch bei dem Gedanken, noch 20 Jahre auf der Inneren zu arbeiten, wurde ihr angst und bange und sie meinte im Coaching: »*Ich würde das Arbeitspensum in der Form auf Dauer nicht mehr schaffen. Ich spüre, dass mein Körper nicht mehr mitmachen will. Auch der Personalmangel auf der Station macht mir zu schaffen. Eingesprungen bin ich in der letzten Zeit immer öfter und die Auszeiten brauche ich immer mehr. Mit einem freien Tag am Wochenende komme ich einfach nicht mehr aus. Pläne schmieden mit meinem Mann kann ich kaum, da ich gefühlt jeden Tag angerufen werde, ob ich noch Zeitkapazitäten habe. Meine Kinder, die in der Pubertät sind, benötigen mich zurzeit auch mehr.*«

Lena R. beschreibt neben vielen körperlichen Symptomen ihre Unfähigkeit, Entscheidungen zu treffen: »*Ich fühle mich innerlich leer und hilflos. Jeden Tag plagen mich das schlechte Gewissen und der Gedanke, mich zu entscheiden* »*Nein*« *zu sagen und mich um die Familie zu kümmern oder einzuspringen und kollegial zu sein?*«

Sätze meiner Stationsleitung wie
- »*Du bist meine letzte Hoffnung!*«
- »*Denk doch mal an die Patient*innen, willst Du die etwa im Stich lassen?*«
- »*Ich habe schon alle anderen Mitarbeiter*innen angerufen, die können nicht einspringen!*«

haben mich komplett geblockt!«

Gefangen durch ihre Glaubenssätze hat Lena R. sich oft fürs Einspringen entschieden, bis sie körperlich, psychisch und mental völlig aufgelöst war und nicht mehr konnte. Sie sagte im Erstgespräch zu mir: »*Ich habe schon etliche Gespräche mit der Pflegedirektion geführt, die die Schultern gezuckt hat und meinte, im Moment wäre auf einer anderen Station keine Stelle frei und die Stunden zu reduzieren, das würde den Kollegen auch nicht helfen, die wären ja dann noch mehr unterbesetzt. Ich habe nur noch das Gefühl zu funktionieren und kann keine Entscheidungen mehr treffen!*« Während sie das sagt, laufen ihr die Tränen über die Wangen. »*Aber ich bin auch wütend, weil ich nicht gehört werde und ich benötige doch Entscheidungen!*«, ergänzt sie ihre Ausführungen

Mit Lena R. bin ich all die Fragen einmal in zwei Sitzungen durchgegangen.

1. Die Frage nach den fünf herausragenden Charaktereigenschaften beantwortete Lena R. so:
1. meine Hilfsbereitschaft
2. meine Verlässlichkeit
3. mein Organisationstalent
4. meine Kollegialität
5. dass ich gut zuhören kann

2. Bei der Frage, was Sie besonders an sich schätzt, schaute mich Lena R. an und meinte, dass sie nicht sagen könnte, was sie nicht an sich mag. Diese Aussage höre ich schon mal von Menschen, die sich in Entscheidungsprozessen befinden und sich ihres Selbstwertes bzw. auch Selbstwirksamkeit nicht bewusst sind. Hier bleibe ich jedoch hartnäckig und frage erneut. Nach einigen Minuten des Überlegens sagte Lena R.:
- meine Haare
- meine Augen
- meine Fähigkeit, mich gut zu kleiden
- mein Sinn fürs Dekorieren
- meine Fähigkeit Familienfeiern vorzubereiten

3. Was Menschen in ihrem unmittelbaren Umfeld über sie sagen, konnte Lena R. relativ zügig sagen:
- meine Hilfsbereitschaft
- meine Pünktlichkeit
- Ehrlichkeit
- gute Zuhörerin
- auf mich kann man sich verlassen

Nach dieser Übung lächelte Lena R. ein wenig, weil es ihr schon schwergefallen war, all diese Dinge zu erkennen und zu benennen. Sie erwähnt einen Glaubenssatz von früher: »*Bescheidenheit ist eine Zier!*« Wir lachen beide.

Es fällt gerade Frauen schwer, positiv über sich zu denken und Dinge auch auszusprechen. Der Gedanke, vielleicht arrogant zu erscheinen, hemmt oftmals. Diese Übung ist jedoch wichtig. Wenn Sie als Person einen Selbstwert haben und diesen auch spüren, haben Sie auch die Fähigkeit, sich für Ihre Belange einzusetzen und Ihre Selbstwirksamkeit umzusetzen. Das Beispiel von Lena R. zeigt Ihnen Möglichkeiten und Handlungsschritte der eigenen Veränderung auf!

Im Anschluss haben Lena R. und ich darüber gesprochen, warum es ihr so schwer fällt, eine Entscheidung zu treffen. Lena R.: »*Als Kind hat mein Vater viele Entscheidungen getroffen. Sein Satz:* »*Lena, wir wissen schon, was gut für Dich ist!*« *ist ein Satz, der mich oft lähmt und ich in Situationen steckenbleiben lässt.*«

Lena R. muss sich weiterfragen lassen:

Welche Entscheidung wäre jetzt die Richtige und was wäre gut, um wieder handlungsfähiger zu werden?
- »*Mir die Zeit zu nehmen, sich mit der Frage auseinanderzusetzen,*
- *Pro und Contra aufzuschreiben,*
- *einmal genau auflisten. was ich eigentlich will,*
- *mit Menschen, die mich gut kennen, Gespräche zu führen, sehr häufig mache ich alles mit mir allein aus.*«

Was können Sie machen, um wieder aktiv zu sein?
- »*Wieder in meine Kraft kommen,*
- *eine gesunde Work-Life-Balance,*
- *raus aus der Denkfalle, dass es irgendwann eine Lösung geben wird,*
- *mir bewusst machen, dass es nicht von allein besser wird,*
- *Nein sagen – ohne schlechtes Gewissen.*

Was würde Ihnen helfen, damit Sie nicht mehr von der Entscheidung anderer Menschen abhängig sind?
- »*Mir bewusst machen, ich bin ein eigenständiger Mensch und nicht unbedingt von der Rückmeldung andere Menschen abhängig!*
- *Mir meiner Stärken bewusster zu werden.*«

Glaubenssätze verändern
- »*Ich darf das!*«
- »*Ich weiß selbst, was richtig für mich ist!*«
- »*Ich bin wertvoll und kann allein entscheiden!*«

Wer könnte helfen?
- »*Gespräche mit meinem Mann,*
- *der Austausch mit meiner besten Freundin,*
- *ein Gespräch mit meinem Hausarzt, der mir schon länger rät, etwas zu verändern, oder mit dem Betriebsarzt in unserer Klinik.*«

Kennen Sie einen Menschen, der Probleme gut lösen kann? Wie würde diese Person damit umgehen?
»Oh ja, da fällt mir eine Kollegin ein, die die Klinik verlassen hat, weil sie vor drei Jahren in einer ähnlichen Situation war. Heute arbeitet sie sehr zufrieden in einer anderen Klinik. Ich habe sie damals sehr bewundert, dass sie diese Entscheidung getroffen hat. Leider haben wir uns ein wenig aus den Augen verloren, das liegt bestimmt daran, dass ich oft so wenig Zeit hatte.

Na, und mein Mann, der in einem ganz anderen Berufsfeld tätig ist und mir häufig sagt: »Lena, wie lange willst du das noch mitmachen?« Meistens habe ich abgewunken. Und nur noch funktioniert. Diskussionen zu Hause haben mich gestresst. Ich wollte nur noch meine Ruhe. Ein Gespräch mit dem Für und Wider steht an.«

Auf einer Skala von 1–10, wenn 10 der Lösungszustand ist, wo stehen Sie gerade?
(Der Wert 1 ist hier der niedrigste Wert, der Wert 10 der höchste)

»Also, heute Morgen, vor zwei Stunden hätte ich gesagt: bei 1. Jetzt nach dem Coaching würde ich sagen; bei 3,5. Mir ist klar geworden, dass Selbstwirksamkeit sehr wichtig ist, da ich dann auch anders auftrete und ich selbst Entscheidungen treffen muss.«

> Wenn Dir etwas nicht gefällt, dann versuche es zu ändern, bevor es anfängt, Dich zu verändern!

Die lösungsfokussierten Fragen hat Lena R. so beantwortet:

Was wäre ein gutes Ende?
»*Wenn ich in der Klinik auf einer anderen Station arbeiten würde.*«

Was wären die ersten Anzeichen dafür, dass die Lösung eingetreten ist?
- »*keine körperlichen Symptome,*
- *Zufriedenheit,*
- *ohne schlechtes Gewissen Nein zu sagen,*
- *veränderte Glaubenssätze,*
- *mehr Zeit für mich und meine Bedürfnisse.*

Was wäre dann anders?
- »*Ich wäre glücklich.*
- *Ich könnte die gewonnene Zeit mit der Familie genießen.*
- *Ich hätte nicht mehr das Gefühl, dass ich für alles verantwortlich bin.*
- *Mehr Motivation und Power.*«

> **Übung**
>
> **Werden Sie aktiv!**
> Wenn Sie merken, dass Sie sich im Kreis drehen und alle Gespräche mit der Geschäftsführung nichts gebracht haben, und können Sie überlegen:
> - Auf welche Entscheidungen warten Sie denn gerade?
> - Wer ist der Entscheidungsträger?
> - Notieren Sie doch einmal, wer die Entscheidungsträger sind? (z. B. die Geschäftsführung, die Pflegedirektion, der Abteilungsleiter, etc.)
>
> Schreiben Sie eine Liste mit allen Personen auf. Wählen Sie eine Person von der Liste und bitten sie diese Person darum, eine Entscheidung zu treffen! Machen Sie einen Termin für eine Rückmeldung aus und bleiben Sie an dieser Stelle hartnäckig, bis Sie eine Entscheidung haben.

Nach Gesprächen mit der Pflegedienstleitung und auch einem weiteren Termin mit der Geschäftsführung, die kein Einsehen hatte und Lena R. nicht auf eine andere Station lassen wollten, bewarb sich Lena R. in einem kleineren Krankenhaus und begann mit einer 80 %-Stelle auf einer gynäkologischen Station. Nach einem Coaching-Termin ca. ein halbes Jahr später erzählt Lena R. ganz begeistert: »*Mir gefällt es super in der neuen Klinik, besonders auf der gynäkologischen Station! Es ist ein ganz anderes Arbeiten. Ich habe sehr nette Kollegen und Kolleginnen. Inzwischen habe ich wieder meine alte Motivation, bin für die neuen Auszubildenden da, was mir sehr viel Freude bereitet. Außerdem:*
- *Die Dienstpläne werden wirklich drei Wochen im Voraus geschrieben, das bedeutet für mich, ich kann ganz anders planen. Es führt bei mir zu viel mehr Zufriedenheit, mein Mann und die Kinder können andere Absprachen treffen.*
- *Die Wochenenden habe ich wirklich frei, es ist ganz selten geworden, dass ich einspringen muss.*
- *Der Wechsel zwischen dem Früh- und Spätdienst funktioniert. Hier achtet die Unternehmensführung darauf, dass alle Mitarbeiter*innen keine kurzen Wechsel haben, dass finde ich sehr lobenswert.*
- *Versprochene freie Tage werden in der Regel eingehalten, es sei denn, es geht auf Grund von Personalmangel wirklich nicht. In der Klinik fehlen die Mitarbeiter*innen aber auch wenig, weil alle zufrieden sind.*

- *Seit zwei Monaten gibt es Bonuszahlungen fürs Einspringen (60 Euro brutto). Wir, damit meine ich meine Kollegen und Kolleginnen, empfinden das als Wertschätzung. Es ist eben nicht selbstverständlich, dass jemand einspringt.*
- *Die Pflegedienstleitung kommt einmal pro Woche auf jede Station, erkundigt sich nach unserem Befinden, nimmt sich Zeit und wir fühlen uns ernst genommen.*
- *Dinge werden ernst genommen und zeitnah umgesetzt.*
- *Es finden regelmäßige Teamsitzungen statt, nicht nur Fallbesprechungen, wo jeder Mitarbeiter*in sich mit einbringt.«*

Als ich Lena R. frage, was sich für sie selbst geändert hat, antwortet sie:
- *»Ich habe gelernt, mich selbst zu wertschätzen.«*
- *Selbstwirksamkeit und Selbstwert ist die Grundlage, um für mich und seine Bedürfnisse einzustehen*
- *Ich und die Mitarbeiter*innen sind das Potenzial des Unternehmens.«*

> *»Zwei Dinge solltest Du niemals verlieren: Die Hoffnung, dass alles irgendwann besser wird und die Kraft bis dahin durchzuhalten!«*

Auf die Frage, welche wichtigen Botschaften sie ihrem alten Unternehmen gern mit auf den Weg geben möchte, antwortet Lena R.:
- *»Versprechen einhalten, sonst verliert man das Vertrauen ins Unternehmen.«*
- *»Zeitnahe Umsetzungen.«*
- *Dienstpläne fristgerecht auf die Stationen geben, am besten schon zum 15. eines Vormonats fertig schreiben, jeder Mitarbeiter jede Mitarbeiterin hat zu Hause einen Partner, oder Familie und muss sich absprechen.*
- *Regelmäßige Teamsitzungen, wo alles gesagt werden darf, ohne dass es Konsequenzen hat.*
- *Einspringprämien – heutzutage sind sie üblich und jede Leiharbeitsfirma arbeitet damit.«*

4 Mut macht stark!

Ja, Mut macht stark. Um stark zu werden und mutig zu sein, ist es wichtig, sich erst einmal bewusst zu machen, was Selbstwert und Selbstwirksamkeit bedeutet. Das ist die Grundlage für Mut! Die erste Erkenntnis: Die Mitarbeiter*innen sind das Potenzial des Unternehmens! Wenn Unternehmensführungen das verstanden haben, würde sich einiges verändern!

Zunächst ist es wichtig, Loslassen zu lernen. Das ist nicht so einfach. Manchmal ist es hilfreich, sich von alten Glaubenssätzen und anderen Überzeugungen zu lösen, damit Sie einen neuen Selbstwert erlernen, oder lernen, sich von Dingen oder Personen zu trennen. Mit einer konkreten Methode können Sie das Loslassen lernen. Was zunächst da ist und evtl. hemmt, ist die Angst und die ist manchmal schlimmer als das Loslassen selbst.

Hier, liebe Leser*innen, müssen Sie jedoch den ersten Schritt selbst gehen, sonst geht es definitiv nicht voran. Das Loslassen ist ein ganz natürlicher Schritt im Leben und sonst geht es nicht weiter! Sie schaffen das!

4.1 Der erste Schritt: Klein anfangen

In vielen Seminaren, Fortbildungen und in der Arbeit mit meinen Klient*innen habe ich immer wieder festgestellt, wie erschöpft und müde Menschen in der Pflege sind. Viele von ihnen wissen, wie es besser werden könnte, aber sie bekommen es nicht hin, die Dinge zu tun, die dafür notwendig sind. Sie sind einfach innerlich leer.

Um den körperlich bedingten Stress oder auch belastende Dinge loszulassen, lassen sich manche Mitarbeiter*innen krankschreiben. Andere versuchen, weniger zu arbeiten, eine Woche frei zu nehmen oder Urlaub zu machen. All das in der großen Hoffnung, dass danach alles wieder besser wird. Bei genauem Hinsehen erkennen sie sehr häufig, dass es nicht der Körper ist, der müde ist, sondern dass die Seele krank ist. So ist es sicherlich ein lobenswerter Prozess, alles auf der psychischen Ebenso loszulassen, aber es ist nicht die Lösung. Viele Menschen in sozialen Berufen haben versucht, Arbeitszeiten zu verändern und zu reduzieren, aber sie stellten fest, dass es ihnen trotzdem nicht besser geht. Es fehlt ihnen weiterhin an Kraft und Motivation.

Die Ursache: Der Körper ist erschöpft. Hinzu kommen seelische Verletzungen, die Kraftlosigkeit, das fehlende »Nein«-Sagen usw. Körper, Seele und Geist sind jedoch eins und wenn diese drei nicht zusammenspielen, etwas nicht im Lot ist, ist der Mensch erschöpft, müde und fühlt sich innerlich leer. Deshalb sollten Sie sich nicht nur Ihre körperliche Erschöpfung ansehen, sondern eine Rückschau auf Ihr gesamtes Leben halten.

Fragen Sie sich:
- Welche Dinge spornen mich an?
- Wofür brenne ich?
- Was sind meine Glaubenssätze?
- Wer und was motiviert mich?
- Wie motiviert mich der Arbeitgeber?

»Die Kunst zu leben bedeutet, zu lernen, wie man wirklich lebt.«

4.1.1 Das Prinzip der Minimalkonstanz

Das Prinzip der Minimalkonstanz ist eigentlich ein Erfolgsprinzip für jeden Bereich des Lebens. Es ist völlig egal, ob es ums Lernen geht oder um Arbeitsprozesse. Überall ist ein minimaler Aufwand effektiver, als sich einmal pro Woche etwas vorzunehmen oder gar noch seltener Zeit für eine Veränderung zu nehmen. Erfolgreich werden Sie nicht durch große Dinge, die einmalig erledigt werden. Viele Menschen, die Veränderungsprozesse durchgemacht haben, wissen, dass es die kleinen Dinge sind, die sich täglich wiederholen, die einen Menschen erfolgreich machen. Dafür benötigt es jedoch Routine, Geduld und Selbstdisziplin.

> **Info**
> Das Prinzip der Minimalkonstanz geht davon aus, dass es nicht die großen Dinge sind, die Ihr Leben verändern (Taten, Schritte, Ereignisse, …), sondern die täglichen kleinen Dinge.

Kleine Taten, wie etwa tägliche kurze Achtsamkeitsübungen oder ruhige Zeiten, um sich bestimmte Fragen zu stellen. So hat es Lena R. getan und erfahren, wie sie ihr Leben verändert, ohne gleich den Job zu kündigen. Denn eine Kündigung ist eine große Sache, es hängen soziale und finanzielle Verantwortung, aber auch Druck und Ängste daran.

Das Gespräch mit der Pflegedienstleitung, der Termin mit der Geschäftsführung, das macht niemand einfach so nebenbei! Sie können vielleicht die großen Steine des Lebens nicht bewegen, aber Sie können sie ins Rollen bringen. Deswegen stellt sich hier die Fragen:
- Was sind die alltäglichen kleinen Dinge, die Sie jeden Tag (mit Ihrer verbliebenen Energie und Zeit) verändern können?
- Wie können Sie Ihre mentale (spirituelle) Muskulatur trainieren, um etwas leichter loszulassen?

Loslassen erfordert viel Kraft, genauso wie der Gegenspieler Durchhalten. Dafür benötigen Sie die nötige mentale Muskulatur.

4.1.2 Der zweite Schritt: Loslassen lernen

Überlegen Sie doch einmal zu Beginn, wie sich Ihr Leben anfühlen soll.

Übung

Wie soll sich mein Leben anfühlen?
Dafür benötigen Sie keine Details. Denken Sie ganz einfach an Ihre Gefühle:
- Wie soll sich Ihr Leben anfühlen?
- Was fühlen Sie im Alltag?
- Wie fühlen Sie sich, wenn Sie morgens aufstehen?

Beschreiben Sie diese Gefühle durch Begriffe wie Ruhe, Freude, Leichtigkeit, Harmonie, Frieden, etc. Es müssen nicht die perfekten Begriffe sein. Denken einfach mal in Ruhe darüber nach. Überlegen Sie: Was wäre Ihr Lebensgefühl?

Beispiel: Lebensgefühl »Leichtigkeit«
Vielleicht haben Sie für Ihr Lebensgefühl den Begriff der Leichtigkeit gewählt. Darauf möchten Sie alles ausrichten. Sie möchten, dass die Dinge, die Sie tun, und das Leben an sich von Leichtigkeit erfüllt sind. Das bedeutet nicht, dass alles immer »easy und leicht« ist. Es bedeutet nur, dass Sie die Dinge mit einer gewissen Flexibilität und Leichtigkeit tun können und eher spielerisch durchs Leben gehen. Trotzdem bringen Sie zielorientiert Dinge voran und wenden auch Energie und Einsatz auf, wenn es notwendig ist.

Übung

»Ist dieser Gegenstand für mich heilsam?«
Gehen Sie einmal durch Ihre Wohnung bzw. Haus und suchen Sie einen Raum, in dem Sie sich oft aufhalten, wie z. B. das Arbeitszimmer oder das Wohnzimmer. Schauen Sie sich die großen Objekte an, die Ihnen auffallen. Stellen Sie sich die Frage: »Ist dieser Gegenstand für mich heilsam?«

Denn alles, was Ihre Seele beschwert, ist nicht heilsam und alles, was nicht heilsam ist, belastet Sie. Es stresst. Es ist gesundheitsschädlich und macht krank. Wenn Sie z. B. im Schlafzimmer sind, können Sie sich fragen, ob das Bett für Sie heilsam ist. Ist es bequem? Schön anzusehen? Aus gutem Material? Passt es zu Ihrem Lebensgefühl?

Manchmal sind wir im beruflichen Kontext so gefangen, dass wir nur funktionieren und nicht mehr wahrnehmen, was wir wirklich brauchen. Fragen Sie sich also:
- »*Was verändert mein Lebensgefühl, damit ich mich wohlfühle?*«
- »*Was benötige ich?*«
- »*Was brauche ich für mich?*«
- »*Wie geht es mir in meiner Wohnung, fühle ich mich wohl?*«
- »*Was habe ich verdient?*«

Wenn Sie im persönlichen Umfeld anfangen, das Loslassen zu lernen, fällt es Ihnen leichter zu erkennen, was Ihnen wirklich wichtig ist. Diese Erfahrung hilft Ihnen dann dabei, im beruflichen Arbeitsfeld zu erkennen, was Ihnen gut tut und was Sie verändern möchten. So erinnere ich mich an eine Seminarteilnehmerin, die ihre Stelle gewechselt hat: »*Nachdem ich meine alte Stelle gekündigt habe, bin ich zum Friseur gegangen und habe mich für einen neuen Haarschnitt entschieden und im Anschluss im Baumarkt Farbe gekauft und mein Wohnzimmer gestrichen. Es war ein tolles Gefühl, sowohl im privaten als auch im beruflichen Umfeld Neues in mein Leben einzubauen und Altes loszulassen.*«

> Loslassen ist heilsam, um offen zu sein für Neues im Leben!

Etwas loslassen ist oft sehr heilsam, weil es Ihnen Energie gibt. So können Sie in Ihrem Leben Stück für Stück durchgehen und herausfinden, was heilsam für Sie ist und was Ihrem jetzigen Lebensgefühl entspricht und was nicht! Wenn Sie anfangen, Ihr Leben nach und nach ein kleines bisschen zu verändern und darauf auszurichten, was für Sie heilsam ist und Ihrem Lebensgefühl entspricht, dann ist das automatisch ein Aspekt des Loslassens.

Wenn Sie öfter »Ja« sagen zu den Dingen, Tätigkeiten oder Menschen, die Ihnen gut tun, bleibt weniger Raum mehr für Dinge, die nicht heilsam für Sie sind.

> **Info**
> Der Weg des Loslassens ist es, sich jeden Tag für etwas zu entscheiden. Mit dieser achtsamen Haltung gehen Sie durch Ihr Leben und sagen jeden Tag zu einer kleinen Sache bewusst »Ja« und zu einer anderen »Nein«. Das verändert Ihr Lebensgefühl!

4.1.3 Der dritte Schritt: Entscheidungen treffen

Vielleicht denken Sie jetzt, liebe Leser*innen, ich habe gut reden, da ich ja meistens Klient*innen »nur« begleite. Doch auch in meinem beruflichen Leben stand ich vor 15 Jahren als Pflegepädagogin vor einer Situation, in der ich mich entscheiden musste, lass ich los oder bleibe ich? Das war keine leichte Entscheidung.

Damals unterrichtete ich in einer Schule für Gesundheitsberufe mehrere Klassen, überwiegend in psychosozialen Themenbereiche. Meine Vorgesetzte war schon über 70 Jahre alt und leitete die Schule seit Jahrzehnten. Was ich sehr bewundernswert fand. Das Team wirkte sehr zugewandt und kollegial. Zuvor hatte ich einige Seminare an dieser Schule gegeben und als mir eine Halbtagsstelle angeboten wurde, nahm ich an. Zu diesem Zeitpunkt wusste ich noch nichts Genaues über den Führungsstil in der Schule. Jedoch hatte ich eine Lehrerphilosophie, wie ich mit jungen Auszubildenden arbeiten und lernen wollte: gemeinsame Prozesse im Unterricht bearbeiten, gegenseitiger Respekt und Wertschätzung, Freude an der gemeinsamen Entwicklung erleben zu dürfen und dem anderen auf Augenhöhe begegnen.

Am ersten Tag betrat ich den Unterrichtsraum. Zu meiner Überraschung standen alle Auszubildenden auf und sagten im Chor: »Guten Morgen, Frau Koslowski!« Ich war etwas irritiert, so etwas hatte ich an anderen Schulen bisher nicht erlebt. Es gab verschiedene Aufräumdienste in der Klasse und es schien alles sehr strukturiert zu sein und sehr diszipliniert.

Wenige Wochen später sah ich zwei Auszubildende im Flur sitzen. Sie hielten ein Lehrbuch in der Hand. Auf meine Frage, was sie dort machen würden, legten sie den Finger auf den Mund. Offensichtlich war es ihnen verboten zu sprechen. Eine Kollegin erklärte mir, dass die beiden Auszubildenden wohl aus dem Klassenraum geworfen worden seien, weil sie im Unterricht gesprochen hätten. Deshalb hätten sie zur Strafe mit dem Lehrbuch auf dem Flur sitzen müssen. Ich war fassungslos. Es handelte sich um junge Erwachsene von 20 Jahren und wir leben im 21. Jahrhundert!

Des Weiteren wurde viel Frontalunterricht absolviert, was so gar nicht meiner Vorstellung von Stoffvermittlung entsprach, die ich in meinem Studium gelernt hatte, insbesondere zum Thema Lernmethoden. Wenige Wochen später, an einem warmen Sommertag, klagten einige der Auszubildenden während des Unterrichts über starke Kopfschmerzen. Ich bat alle, doch genug zu trinken. »Trinken ist während des Unterrichts nicht erlaubt«, erhielt ich zur Antwort.

Meine Gesprächsversuche mit Kolleg*innen scheiterten. Sie waren alle der Meinung, dass man an den bewährten Strukturen festhalten solle. »Diese Traditionen haben sich bewährt.«

Mir ging es immer schlechter, wenn ich nachmittags nach Hause fuhr. Etliche körperliche Symptome, Schlafstörungen und immer mehr kreisende Gedanken. In diesem System war ich offensichtlich total falsch. Getränke zu verbieten kam für mich nicht in Frage. Für mich ist das ein Grundrecht eines jeden Menschen. Schließlich sollte ich junge Auszubildende sensibilisieren, Bedürfnisse von Patient*innen wahrzunehmen, um diese zum Trinken zu animieren – aber selbst durften diese jungen Menschen nicht trinken, wenn es nötig war. Das war komplett grotesk!

Nach vielen Monaten wusste ich, ich musste handeln. So ging es nicht weiter. Ich hatte einen Intrarollenkonflikt. Auf der einen Seite wollte ich nicht aufgeben und meinen Weg finden, auf der anderen Seite merkte ich, dass ich nicht weitermachen konnte. Ich spürte, wie es mir immer schlechter ging, der Magendruck verstärkte sich, wenn ich zur Schule fuhr. Doch der Unterricht mit den Auszubildenden machte mir viel Freude.

In der darauffolgenden Woche bat mich meine Vorgesetzte zu einem Gespräch, da sie festgestellt hatte, dass in meinem Unterricht viel gelacht würde und wir wohl nicht genug lernen würden... Auf meine Antwort, Lachen schließt ja nun nicht Lernen und Entwicklung aus, sagte sie nichts. Meine Grenze war an diesem Tag erreicht. Körperlich hatte ich einen Tiefpunkt erreicht. Doch ich hielt noch etliche Monate aus.

Dann erkrankte ich an einer Fischvergiftung. An Arbeit war nicht zu denken. Ich musste anrufen, um mich für diesen Tag abzumelden. Ich hatte kaum die Nummer gewählt, da meldete sich auch schon meine Vorgesetzte. »*Guten Morgen*«, sagte ich. »*Ich kann heute nicht kommen. Ich bin krank und melde mich für heute ab.*«

Die Antwort war knapp und präzise: »*Sie wissen schon, dass Sie heute für sechs Stunden im Unterrichtsplan stehen?*« Ich war fassungslos. Fast 24 Monate hatte ich in dieser Schule gearbeitet, war eingesprungen, hatte nie einen Krankenschein eingereicht, Kolleg*innen vertreten, Arbeit mit nach Hause genommen, etc. Ich war tief verletzt und sagte: »*Danke für Ihre Fürsorgepflicht und die Genesungswünsche, viele Grüße an die Kollegen und Kolleginnen!*«

Darauf kam ein: »*Was haben Sie denn?*« Ich antwortete: »*Ich bin heute krank! Auf Wiederhören!*« Das Gespräch nahm mich mit, keine Anteilnahme, kein Verständnis. Es war so verletzend (an dieser Stelle kann ich so viele Mitarbeiter*innen verstehen, die in ähnlichen Situationen so etwas erlebt haben!)

Nachdem ich wirklich nur einen Tag krank war und dann wieder zum Dienst erschien, bat mich meine Vorgesetzte ins Büro und wollte wissen, was ich denn nun gehabt hätte. Als ich erwiderte, dass ich das nicht sagen müsse, aber sie doch bitte das Vertrauen haben sollte, dass ich nach zwei Jahren nicht so ohne Grund fehlen würde, bekam ich zur Antwort: »*Gründe für Krankheiten und Fehlzeiten werden hier benannt!*«

Wortlos verließ ich das Büro. Meine Grenze war endgültig erreicht! Auf dem Weg nach Hause hielt ich vor einem Café und trank in Ruhe einen Cappuccino. Ich fragte mich, welche Glaubenssätze mir eigentlich im Weg standen und warum ich nicht endlich kündigte?

Meine verkehrten Glaubenssätze waren:
- »*Nur die Harten kommen in den Garten!*«
- »*Denk dran, was die Nachbarn sagen!*«
- »*Was Dich nicht umbringt, macht Dich stark!*«

Mir wurde auf einmal klar, dass ich diese Glaubensätze dringend verändern musste. So holte ich mir Block und Stift und schrieb neue Glaubenssätze auf:
- »*Ich muss nicht alles aushalten.*«
- »*Ich darf ein glückliches Leben leben.*«
- »*Ich bin stark, auch wenn ich gehe.*«
- »*Ich bin gut in meinem Beruf.*«
- »*Ich entscheide selbst über meine Zukunft.*«

Während ich mir diese neuen Glaubenssätze immer wieder laut vorsagte, dachte ich an die Auszubildenden und dass ich eine Festanstellung aufgab. Mit Mitte 40! Um alles noch einmal zu überprüfen, machte eine Übung aus dem Coaching: 10-10-10. Dabei stellt man sich folgende Frage:

»*Wie fühlt sich die Situation an, wenn ich bleiben würde, in*
- *10 Minuten an (hier konnte ich noch atmen),*
- *10 Monaten an (mein Magendruck verstärkte sich extrem),*
- *10 Jahren an (hier wusste ich, das überlebe ich nicht).*«

Danach ging es mir gut und ich konnte durchatmen. Ich fuhr nach Hause und dachte mit Wehmut an die Auszubildenden. Doch es war die richtige Entscheidung, das war mir in diesem Moment klar. Was mich immer wieder überrascht, ist die Tatsache, wie Glaubenssätze uns gefangen halten. Und wie wichtig es ist, sich dessen bewusst zu werden und diese durch positive Glaubenssätze zu ersetzen. Der Abschied der Auszubildenden und einiger Kolleg*innen ging mir sehr nahe. Doch es war die richtige Entscheidung! Schon wenige Tage später, nachdem ich gekündigt hatte, ging es mir so viel besser, keine Schlafstörungen, kein Magendruck, keine kreisenden Gedanken.

Und das hätte ich mir von meiner Vorgesetzten gewünscht:
- Vertrauen und Empathie,
- Mitgefühl,
- Gespräche auf Augenhöhe,
- Offenheit für neue Lernmethoden und Entwicklungsmöglichkeiten,
- Selbstreflexion der eigenen Leitungsrolle.

Ich habe immer noch Respekt davor, in diesem »hohen« Alter (wie gesagt, die Vorgesetzte war bereits 70 Jahre alt) eine Schule zu führen. Für mich gehören jedoch Fortbildungen und Coachings in dieser Rolle dazu. Genauso wie die Bereitschaft, Traditionen einmal zu hinterfragen. Letztendlich habe ich für mich daraus den Schluss gezogen: Systemisch betrachtet gehörte ich nicht in dieses System und ich bin heute froh, dass ich diesen Schritt gegangen bin!

»Akzeptiere, was ist – lass gehen, was war und habe Vertrauen in das, was kommt!«

4.2 Das Mut-macht-stark-Konzept

Ja, Mut macht stark, das ist sicherlich wahr. Doch warum fehlt uns manchmal der Mut, etwas zu verändern? Wir fühlen uns ungerecht behandelt, sind erbost über den Partner, sauer auf die Kolleg*innen oder einen Vorgesetzten, ärgern uns massiv über die Pflegedienstleitung. Eigentlich kochen wir innerlich und möchten losschreien. Aber unsere erlernten Glaubenssätze in der Kindheit ringen jede Gegenwehr nieder:
- *»Das gehört sich nicht.«*
- *»Das macht man doch nicht.«*
- *»Vor Vorgesetzten muss man Respekt haben.«*

Also schweigen wir. Im Nachhinein sind wir wütend auf uns selbst und im Anschluss gehen uns all die Sätze im Kopf herum, die wir eigentlich loswerden wollten. Doch nun ist es zu spät. Warum schaffen es manche Kolleg*innen auf meiner Station, so souverän Ihre Meinung zu äußern?

Liebe Leser*innen, das schaffen Sie auch. Die Voraussetzung ist, Ihre eigenen Gefühle wahrzunehmen. Als Kinder hatten wir diese Eigenschaften und wussten, wie wir Gefühle zeigen. Wir haben gelacht, geweint, gekreischt und ausgelebt, was wir fühlten. Es wurde uns abtrainiert:
- *»Nun stell Dich mal nicht so an!«*
- *»Du musst nicht gleich weinen!«*
- *»Sei nicht so laut!«*

Diese Liste könnte ich endlos weiterführen. Wir müssen also lernen, wieder einen normalen Zugang zu unseren Gefühlen zu bekommen. Wenn Sie sich einmal reflektieren:
- Wann haben Sie das letzte Mal richtig herzhaft gelacht?
- In welcher Situation haben Sie es sich erlaubt, einmal den Tränen freien Lauf zu lassen?

Vielleicht ist beides schon eine ganze Weile her. Die Gesellschaft macht es uns vor. Die Meinung, nur der Stärkste überlebt, ist ein Denken, das viele Menschen besitzen. Emotionale Menschen, die eine verständnisvolle Seite haben, werden evtl. nicht weit im Leben kommen. Menschen haben Angst,

Gefühle zu zeigen, für sich selbst und eigene Bedürfnisse einzustehen. Sie fürchten, könnten verletzt werden, wenn sie sich öffnen. Genau davor haben wir große Angst, also gilt: bloß nicht auffallen, funktionieren.

> **Tipp**
> Stehen Sie zu Ihren Gefühlen.

4.2.1 Stellen Sie negatives Denken ab!

Wir machen uns jeden Tag Gedanken darüber, was andere Menschen wohl über uns denken. Würden wir das nicht tun, fiele es uns leichter, unsere Emotionen auszuleben, ohne uns von einer anderen Person in unserem Selbst einschränken zu lassen.

4.2.2 Der erste Schritt: Selbstliebe und die Akzeptanz der eigenen Gefühle

Viele Probleme in unserem Leben hätten wir nicht, wenn wir uns einfach so annehmen würden, wie wir sind. Wir würden erfahren können, dass das Wahrnehmen unserer Gefühle uns dabei hilft, in verschiedenen Situationen weiterzukommen. Wenn wir verstanden haben, dass Gefühle etwas Selbstverständliches sind und wir diese auch ausleben dürfen, im Gegensatz zum weitverbreiteten Glauben, an Glaubenssätzen festzuhalten, dann wird alles viel leichter.

Gefühle zeigen
1. Nehmen Sie in der nächsten Woche einmal ganz bewusst wahr, welche Gefühle Sie gerade verspüren (z. B., wenn jemand sich an der Einkaufskasse vordrängelt.) Es geht um bewusstes Wahrnehmen, noch nicht um weitere Handlungsschritte.

2. Bennen Sie das Gefühl, das Sie gerade verspüren und erlauben Sie sich, dieses Gefühl zu haben: Ist es Wut, Zorn, Hilflosigkeit, Ohnmacht?
3. Versuchen Sie einmal, einem nahestehenden Menschen offen zu begegnen und nur einen kleinen Teil Ihres Gefühls mitzuteilen.
4. Sprechen Sie mit engsten Vertrauten über eigene Gefühle. Je mehr Sie hier auf Verständnis stoßen, desto leichter fällt es Ihnen, sich zu öffnen. Erleben Sie an dieser Stelle ein aktives Zuhören, ein Nicken oder auch verständnisvolle Worte, fällt es zukünftig wesentlich leichter, sich auch anderen Menschen zu öffnen.
5. Zeigen Sie, was Sie fühlen! Vielleicht reicht es anfangs schon aus, einmal unbeschwert in der Öffentlichkeit zu lachen.

Dies sind erste kleine Schritte, die dazu führen, selbstsicherer zu werden und die eigenen Gefühle anzunehmen und insbesondere auszuleben.

Übung

Zeigen Sie einmal, was Sie fühlen
1. Sprechen Sie klar und deutlich aus, was Sie gerade fühlen.
2. Suchen Sie sich mit Ihrem Gesprächspartner einen ruhigen Ort, um miteinander zu reden. Wichtig ist, dem anderen erst einmal in Ruhe zuzuhören.
3. Nehmen Sie auch die Gefühle des anderen wahr. Vielleicht sind es nicht die gleichen Gefühle wie Ihre, aber es ist wichtig, dem anderen auch ein gutes Gefühl zu geben.
4. Seien Sie sich bewusst, was Sie genau empfinden. Horchen Sie genau in sich hinein
5. Setzen Sie sich mit Ihren Gefühlen auseinander und verurteilen Sie den anderen nicht.

Beispiel: Das Gefühl der Hilflosigkeit

Ihre Kollegin Ute fragt Sie, ob Sie am Wochenende einspringen könnten. Sie haben aber schon neun Tage am Stück gearbeitet und Ihrer Familie versprochen, am Samstag ins Thermalbad zu fahren. Sie fühlen sich hilflos, innerlich zerrissen und müde. Ihre Familie freut sich und Sie genauso: Endlich eine gemeinsame Unternehmung, die Sie schon so oft verschoben haben. Sie verstehen auch Ihre Kollegin auf Station, die bedingt durch den Ausfall einer weiteren Kollegin am Wochenende unterbesetzt ist. Sie spüren den weinerlichen Ton Ihres Gegenübers und können sich gut in ihre Situation hineinversetzen. Sie signalisieren durch ein empathisches Gesicht und aktives Zuhören, dass Sie die Situation sehr gut verstehen können.

1. **Gefühl zeigen:** »*Ute, ich fühle mich gerade ganz hilflos und verstehe dein Unbehagen. Bei der Personalbesetzung ist es nicht einfach, das Wochenende zu leisten.*«

2. **Einen ruhigen Ort aufsuchen:** »*Lass uns das nicht auf dem Flur klären. Suchen wir einen ruhigen Ort auf, sodass alle Patienten und Patientinnen das Gespräch miterleben.*«

3. **Die Gefühle Ihres Gegenübers spüren:** Spüren Sie noch einmal in sich hinein. Ihre Gedanken werden zwischen Hilflosigkeit, Ohnmacht, dem Konflikt zwischen »Ja« zur Kollegin und »Nein« zur Familie hin- und herspringen. Sie spüren aber auch die Ohnmacht Ihrer Kollegin, der es vor einem arbeitsreichen Wochenende graut und kein Personal in Sicht!

4. **Horchen Sie in sich hinein:** Sie spüren, dass sich Ihre Hilflosigkeit verstärkt, aber auch Ihr Bedürfnis, endlich frei zu haben. Sie nehmen die Signale Ihres Körpers wahr, der dringend Ruhe benötigt. Hinzu kommt das Gefühl von Wut, schließlich weiß die Pflegedirektion nun schon seit Monaten, dass Personalmangel besteht, dass zwei Stellen nicht besetzt sind. Bisher hat sich aber nichts verändert.

5. **Setzen Sie mit dem Gefühl auseinander:** Sie sind sich sicher, dass Sie dieses Mal nicht einspringen werden. Es gibt immer wieder Kolleg*innen, die nie einspringen. Und ja, Sie haben sehr viel Mitgefühl für Ihre Kollegin Ute, die ganz verzweifelt vor Ihnen steht. Sie sagen: »*Ute, ich merke auch Deine Hilflosigkeit, aber dieses Mal sage ich ganz klar »Nein«. Es ist wichtig, die Pflegeirektion anzurufen und in der Teamsitzung nächste Woche klarzumachen, dass wir dazu nicht mehr bereit sind. Wir benötigen ein Belegungsstopp und das*

klären wir jetzt schon. Wir können in der Schule anrufen, ob evtl. zwei Auszubildende am Wochenende auf unsere Station einspringen können, oder jemand aus dem Springerpool!«

4.2.3 Der zweite Schritt: Mut zur Offenheit

Nun, offen sein für die eigenen Gefühle, aber auch für die Gefühle von anderen, kann zunächst abschreckend wirken. Der erste Gedanke ist häufig: »*Dann könnte ich ja verletzt werden, wenn ich meine Gefühle annehme und auch mein Gegenüber das mitbekommt.*« Das ist nachvollziehbar. Wir fürchten uns vor Schmerzen, vor körperlichen, aber insbesondere vor seelischen. Manchmal ist der seelische Schmerz sogar noch schlimmer. Es gibt wenig Wirkstoffe oder gar Medikamente dagegen. Wenn wir uns jedoch öffnen und Gefühle zulassen, öffnen wir uns selbst, aber auch vor anderen. Und das macht uns stark.

Vielleicht finden Sie das schwierig, denn einerseits lernen wir viel über uns selbst, wenn wir unsere Gefühle nicht verstecken und offen zeigen, auf der anderen Seite haben wir vielleicht Angst, durch das Offenlegen unserer Gefühle von anderen Menschen verletzt zu werden. Nun sind wir angreifbar, von Kolleg*innen, der Pflegedirektion, etc. Evtl. werden wir nun als zu weich, zu schwach oder zu emotional wahrgenommen. Wenn wir diese Angst aber überwinden und uns vor uns und unserem Gegenüber offenbaren, dann verbiegen wir uns nicht mehr. Wir sind authentisch und handeln im Sinne unserer Seele.

So kann ich mich erinnern, als ich vor vielen Jahren als Krankenschwester auf einer internistischen Männerstation arbeitete, dass im Spätdienst unser Chefarzt gegen 19:00 Uhr auf die Station kam, um sich seine Privatpatienten anzuschauen. Ich hatte einen »Nicht-Privatpatienten«, dem es zu dem Zeitpunkt nicht gut ging. Nachdem der Chefarzt aus dem Zimmer seiner Privatpatienten kam, fragte er mich, ob noch etwas anstünde. Unser Chefarzt war ein Mann vom alten Schlag: höflich, reserviert, distanziert, jedoch trotz alledem auch sehr menschlich. Und so sagte ich ihm: »*Herrn M. auf Zimmer 207 geht es nicht sehr gut!*«

Auf seine Frage, ob es sich um einen Privatpatienten handeln würde, antwortete ich ihm ganz ehrlich: *»Nein. Er ist kein Privatpatient. Aber, Herr Doktor, ich fühle mich gerade ein wenig hilflos und mache mir Sorgen. Es geht Herrn M. nicht gut und es würde mindestens eine Stunde dauern, bis der Oberarzt Zeit hätte. Es würde mich beruhigen und ich wäre ihnen sehr dankbar, wenn Sie das übernehmen könnten.«* Während ich ihn darum bat, hatte ich schon Herzklopfen. Würde er meine Hilflosigkeit gegen mich verwenden und mich als inkompetent einordnen? War es grenzüberschreitend, weil es sich um einen Kassenpatienten handelte? Er lächelte jedoch und sagte: *»Das mache ich sehr gerne, begleiten Sie mich!«* Nach dem Besuch des Patienten auf Zimmer 207 verabschiedete ich mich: *»Vielen Dank, dass Sie sich die Zeit genommen haben, nun bin ich beruhigter!«*

Mir hat diese Situation sehr geholfen und ich habe mich seitdem immer öfter getraut, Fragen zu stellen und es war sehr schön zu beobachten, wie sich die Zusammenarbeit zu einem vertrauensvollen Miteinander entwickelte.

4.2.4 Der dritte Schritt: Entscheiden Sie nach Gefühl

Beherzigen Sie die folgenden Tipps, damit Sie mehr Gefühl in Ihre eigenen Entscheidungen bringen können:
- Reflektieren Sie Ihre Vorerfahrungen: Wie erging es Ihnen, als Sie sich geöffnet haben?
- Erstellen Sie am Anfang eine Pro- und Contra-Liste, d. h. was spricht dafür, sich ehrlich zu öffnen und was dagegen?
- Verbalisieren Sie Ihre Gefühle. Oftmals haben wir ein diffuses Gefühlschaos im Kopf, aber was ist das genaue Gefühl, was Sie in der Situation verspüren?
- Analysieren Sie Ihre Gefühle.
- Vertrauen Sie – auf Ihr Bauchgefühl.
- Versuchen Sie einmal, auch wenn es am Anfang nicht einfach ist, Ergebnisse zu differenzieren: Was passiert, wenn Sie auf Ihren Bauch hören und was, wenn die Stimme des Verstandes überwiegt?
- Machen Sie sich bewusst, es ist nichts in Stein gemeißelt. Das bedeutet, Entscheidungen können auch rückgängig gemacht werden.

Hilfreiche neue Glaubenssätze, die bei der Umsetzung helfen:
- »Ich begrüße Veränderungen in meinem Leben und sehe sie als Chance.«
- »Ich achte meine eigenen Gefühle und habe das Recht, sie auch auszusprechen.«
- »Ich bin verständnisvoll mit mir selbst und achte und respektiere die Sichtweisen anderer Menschen.«
- »Ich bin geduldig und vertraue meinem neuen Weg, den ich gehe.«
- »Ich schätze meine Entscheidungen und bin auch offen für Kompromisse.«

4.2.5 Der vierte Schritt: Finden Sie das richtige Maß

Emotionen zu zeigen und offen zu sein, ist Ihr neuer Weg, sich selbst zu spüren und authentisch zu sein. Das bedeutet jedoch nicht, vor fremden Menschen zu weinen oder besonderes emotional zu werden. Es geht darum, Emotionen nicht verstecken, sondern zu zeigen, wie es Ihnen gerade geht.

Indem Sie ehrlich sagen, wie es Ihnen geht, was Sie verletzt oder traurig macht, schaffen Sie eine Verbindung zu anderen Menschen in Ihrem Umfeld. Fremden Menschen, die Sie nicht kennen und einschätzen können, sollten Sie sich anfangs nicht allzu weit öffnen. Das könnte evtl. zum Nachteil werden, da diese fremden Personen Ihren Charakter, Ihre Handlungsweisen und Emotionen nicht verstehen können. Es hängt also von Ihnen selbst ab, wann der richtige Zeitpunkt ist, und welche Menschen Sie an Ihrem Innenleben teilhaben lassen. Wenn Sie unsicher sind oder die Menschen nicht kennen, sollten Sie von allzu großer Offenheit Abstand nehmen. Auf das richtige Maß kommt es an!

5 Veränderungswillig – Interviews mit Pflegekräften 50+

Aus vielen Interviews, die ich mit älteren Mitarbeiter*innen geführt habe, geht ganz klar hervor, was sie wollen. Zum einen: klare Pläne und Aufgabenverteilungen. So berichten viele Mitarbeiter*innen, das sich die Unternehmensführung Strategien überlegt hat, jedoch die Umsetzung nicht funktioniert. Und hier sage ich noch einmal ganz eindringlich: Unternehmen müssen umdenken, insbesondere bei den Bedürfnissen der älteren Mitarbeiter*innen.

5.1 Gudrun N. (58), Mitarbeiterin einer internistischen Station

Gudrun N. ist seit ca. 26 Jahren Mitarbeiterin einer internistischen Station. Im Interview berichtet sie, dass sie ihren Beruf sehr mag und sich sehr wohl fühlt. Das Team und die Zusammenarbeit haben ihr immer viel Freude bereitet. Vor zwei Jahren, inmitten der Corona-Pandemie, bat Gudrun N. um eine Gehaltserhöhung. »*Das ist mir sehr schwer gefallen, da ich zu einer Generation gehöre, die nicht gelernt hat, für eigene Rechte und Bedürfnisse einzustehen.*« Im Gespräch mit der Pflegedirektion sei Ihr Wunsch abgewiesen worden. Ja, man schätze sie sehr als Mitarbeiter*in, jedoch seien die Zeiten gerade sehr schwierig und das Unternehmen müsse gut kalkulieren. Vier Wochen später unterhielt sich Gudrun N. mit einer neuen Kollegin, die gerade acht Wochen auf der gleichen Station arbeitet, über die neuen Tarifverträge. Als ihre Kollegin (28) freimütig erzählt, dass sie ca. 400 Euro netto mehr an Gehalt hat und dies auch von der Pflegedirektorin angeboten wurde, ringt Gudrun N. um Luft. Der letzte Satz, den sie von der Direktorin hörte, lautete: »*Seien Sie doch froh, dass Sie in Ihrem Alter noch einen Arbeitsplatz haben!*«

Gudrun N. berichtet weiter: »*Wissen Sie, vor zwei Jahren wäre ich sehr gekränkt gewesen, aber das schlägt dem Fass den Boden aus. In mir war so eine Wut und ich habe nur noch gemerkt, hier muss ich weg. Egal, wie das Team ist und die Zusammenarbeit. Das habe ich einfach nicht nötig. Wie wird hier mit mir umgegangen? Ich habe zu Hause mit meinem Mann gesprochen und sofort die Kündigung geschrieben.*«

Ich fragte Gudrun N., ob sie zunächst Bewerbungen geschrieben und sich um eine neue Stelle gekümmert hat! Sie meinte: »*Nein, ich wusste in diesem Moment, hier will ich nicht mehr arbeiten: Wo ist die Wertschätzung? Jahrelang bin ich immer wieder eingesprungen und auf einmal wusste ich, das habe ich nicht nötig! Und... ich hatte keine Angst und habe auf mein Gefühl vertraut. Das hätte ich vor zehn Jahren nicht so umgesetzt, aber irgendwann reicht es einfach!*«

Dieses Beispiel zeigt, wie verletzt eine Mitarbeiter*in ist, die sich über viele Jahre in ein Unternehmen eingebracht hat, immer wieder bereit war, einzuspringen und sich oft für die Kolleg*innen und die Unterstützung im Team entschieden hat und in vielen Momenten gegen die Familie. Den Kindern und dem Ehemann wurde die versprochene Fahrradtour abgesagt, der Familienausflug vertagt. Stattdessen wurde gearbeitet. Doch eine simple Bitte um mehr Gehalt (das anderen sogar freiwillig angeboten wird), wird einfach abgelehnt.

Das Grundproblem: Viele Pflegedirektor*innen und Leitungskräften sind häufig nicht in der Lage, ein wertschätzendes Gespräch mit der Mitarbeiterin zu führen. Fehlende Empathie aber führt dazu, dass diese Pflegekräfte das Unternehmen verlassen, weil das Maß an Kränkung und Missachtung einfach voll ist. Bedürfnisse von langjährigen Mitarbeiter*innen werden nicht erkannt.

5.1.1 Gesund führen – nur ein Schlagwort?

Vorgesetzte sind nicht nur gefordert, die Motivation, das Betriebsklima und (ich nenne es hier einmal) die »Anwesenheitsquote« zu verbessern, sondern sollen sich auch um die Stressreduktion von Mitarbeitenden kümmern. Das bedeutet auch, Kränkungen vermeiden und insbesondere Ressourcen und Potenziale zu erkennen. Das ist sicherlich eine große Herausforderung, angesichts der Belastung, die in der Gesundheitsbranche herrscht. Es ist keine leichte Aufgabe, weder für die Führungskraft noch für die Stellvertreter *in. Was hier benötigt wird, was sozusagen die Grundvoraussetzung darstellt, ist eine entsprechende Sensibilisierung der Führungskräfte.

Sie sind es, die hier Vorbild sein müssen und damit das Betriebsklima, die Arbeitsbedingungen und insbesondere die Arbeitszufriedenheit aller Mitarbeitenden nachhaltig beeinflussen. Ein weiteres Augenmerk liegt auf der Gesunderhaltung und Stressreduktion der Mitarbeiter*innen. Fühlt sich das Team und somit jeder einzelne wohl, zeigt sich das letztendlich an der Anwesenheit und auch Fehzeitenquote.

> *»Als Führungskraft sollte ich mich selbst vor Belastungen schützen.«*
> *»Ich kann nur gut mit Menschen arbeiten, wenn ich selbst gut zu mir bin.«*

Das Allerwichtigste, was eine Führungskraft beherrschen sollte ist: »Hören Sie der Mitarbeiterin genau zu und erkennen Sie, welche Bedürfnisse und Motive hinter den einzelnen Aussagen stecken! In meinen Seminaren höre ich leider allzu oft den Satz: »Ich habe den Eindruck, meine Vorgesetzte hört mir nicht genau zu. Sie versteht mich nicht. Gespräche werden zwischen Tür und Angel geführt.«

5.1.2 Gut geführt ist fast gewonnen!

Was bedeutet gesund führen für Führungskräfte? Eine gute Führungskraft erfüllt nicht nur die Aufgaben der Führung, das Wichtigste: Sie sollte sich für den Menschen bzw. die Mitarbeiterin interessieren. Das bedeutet, Mitarbeiter*innen dabei zu unterstützen, ihre individuellen Fähigkeiten und Ressourcen einzusetzen, damit beides, Mitarbeiterzufriedenheit und Unternehmenserfolg, im Einklang sind. Um neue Mitarbeiter*innen in einer Einrichtung oder im Krankenhaus professionell zu begleiten, gibt es verschiedene Ansätze und Lösungen. Der Schwerpunkt der Begleitung liegt im richtigen Transfer.

Leitungskräfte im mittleren Management werden oft in eine Rolle gedrängt oder übernehmen diese, ohne dass sie sich dieser neuen Rolle bewusst werden. Dabei müssen sie sich fragen:
- »Wie führe ich eigentlich?«
- »Welche Erwartungen haben Mitarbeiter*innen an mich?«
- »Wie sieht meine neue Rolle aus?«
- »Welche Gesprächstechniken setze ich ein, wenn es um Krisen oder Konflikte im Team geht?«
- »Wie führe ich Einzel-, Gruppen- und Teamgespräche?«
- »Wie kann ich Mitarbeiter*innen in Prozesse mitnehmen?«
- »Was bedeutet Selbstreflexion?«

> **Fazit** **Authentizität in der Führung**
>
> Nur eine klare, strukturierte und wertschätzende Form der Führung von Menschen kann einen herausragenden Beitrag leisten und fordert an dieser Stelle eine effiziente Zusammenarbeit im Team.

5.2 »Den Wechsel wagen – Pflegekräfte 50+ in Führungspositionen«

5.2.1 Sandra B. (55), Pflegedienstleitung

Sandra B. ist Pflegedienstleitung einer Senioreneinrichtung mit 110 Bewohner*innen im Ruhrgebiet. Sie ist gelernte Krankenschwester und hat nach 20 Jahren Tätigkeit im Krankenhaus ein duales Studium zur PDL abgeschlossen. Im Anschluss hat sie in einer Senioreneinrichtung die Leitung der PDL übernommen.

Sandra B. berichtet: *»Als ich die Leitungsfunktion übernommen habe, dachte ich, ich hätte das große Los gezogen. Ich war hoch motiviert. Was ich nicht wusste: Der Einrichtungsleiter war krank und stand somit nicht zur Verfügung, um mich einzuarbeiten. Ich musste mich in den ersten Tagen in meiner neuen Position durchkämpfen. Zunächst wusste ich nicht, wo ich anfangen sollte. In der Theorie habe ich viel gelernt, aber was nun folgte, war die pure Realität. Die Mitarbeiter*innen erwarteten von mir, dass ich mich auf den Stationen blicken ließ und nachfrage, wie es allen geht, was ich überhaupt nicht leisten konnte. Die Angehörigen standen vor der Tür und hatten Fragen und mein Wunsch, mich erst einmal ins Tagesgeschäft einzuarbeiten, war in keinerlei Hinsicht möglich. Ich merkte, wie ich mich immer mehr veränderte, schroff wurde, wenn jemand zur Türe hereinkam. Meine Selbstzweifel wurden immer größer. Mein Perfektionismus und meine Glaubenssätze standen mir im Weg. Jeden Tag wurde es später, bis ich aus der Einrichtung nach Hause fuhr.*

Die Mitarbeiter*innen wurden immer wütender und die Kommunikation stimmte nicht mehr zwischen uns. Was ich zu dem Zeitpunkt gemerkt habe: So geht das nicht mehr weiter. Die ersten Kündigungen gingen ein. Ich musste dringend etwas verändern als Führungskraft und drehte mich im Kreis.

Nach wenigen Monaten konnte ich nicht mehr und wollte schon das Handtuch werfen, aber das wollte ich mir nicht eingestehen. Durch Zufall bin ich dann in einem Ihrer Seminare gelandet. Sie haben gemerkt, dass ich die Stelle eigentlich gerne weiter ausüben wollte, aber es mir an Strukturierung und die Unterstüt-

zung von Seiten der Unternehmensführung fehlte – ganz klar. Sie haben mir damals gesagt: »Sie haben zwei Möglichkeiten, entweder Sie ändern die Umstande, um zufrieden und glücklich zu werden, oder Sie ändern Ihre Einstellung zu den Umständen.« Ich habe Sie damals verblüfft angesehen und gesagt: Ich möchte, dass sich die Umstände verändern. Daraufhin sollte ich mir folgende Fragen stellen:
- »Wie führe ich eigentlich und wie sieht meine neue Rolle aus?
- »Welche Unterstützung erfahre ich vom Management?«
- »Welche Erwartungen haben Mitarbeiter*innen an mich?«
- »Welche Gesprächstechniken setze ich ein, wenn es um Krisen oder Konflikte im Team geht?«
- »Wie kann ich Mitarbeiter*innen in Prozesse mitnehmen?«
- »Was bedeutet Selbstreflexion?«
- »Wie wertschätze ich Mitarbeiter*innen und Mitarbeiter?«

All diese Fragen habe ich mir in den nächsten Tagen nach dem Seminar gestellt. Nachdem ich mir die Frage beantwortet habe, ob ich die Leitungsfunktion weiterhin ausüben möchte und wusste, ich werde nicht kündigen, bin ich anhand der Fragen diesen Weg gegangen. In unseren gemeinsamen Coaching-Stunden habe ich Folgendes bearbeitet:
1. *Führungskräftecoaching: Ich bin zur Geschäftsführung gegangen. Ich habe um ein Führungskräftecoaching gebeten, was ich auch zeitnah bekommen habe.*
2. *Strukturierung: Ich habe an einer Tagesstruktur gearbeitet, das heißt, ich habe mit den Mitarbeiter*innen im Haus gesprochen und ihnen meine Situation erklärt, wie es mir geht und ich war sehr beeindruckt und habe viel positive Resonanz erfahren.*
3. *Feste Zeiten: Für Gespräche mit Angehörigen und Mitarbeiter*innen habe ich feste Zeiten eingeplant.*
4. *To-do-Liste: Ich erstelle jeden Morgen eine To-Do-Liste und habe auch gelernt, bestimmte Dinge zu delegieren. Denn das bedeutet auch, Mitarbeiter*innen mit ins Boot zu nehmen und in Prozesse mitzunehmen.*
5. *Rückzug: Die Bürotür, die ich als Leitungskraft immer offen lassen wollte, habe ich täglich zwei Stunden geschlossen gehalten, um Dinge in aller Ruhe abzuarbeiten. Das war am Anfang sehr merkwürdig, da ich mir als PDL vorgenommen hatte, immer präsent zu sein.*

6. *Mitarbeiterbedürfnisse erfragen:* In einer Teamsitzung habe ich die Erwartungen der Mitarbeiter*innen abgefragt, was sehr effektiv war. So konnten wir uns einigen, dass ich alle zwei Tage über den Wohnbereich gehe und Nachfrage, wie es allen geht oder ob das Team Hilfe benötigt.
7. *Wertschätzung:* Wertschätzung war den Mitarbeiter*innen wichtig. Lob von der PDL zu erfahren, aber sich auch gegenseitig zu loben, das war ein neuer Weg, den wir gegangen sind. Wir haben auf einem Flipchart, das in der Küche hängt, Regeln aufgelistet, die wir gemeinsam erarbeitet haben, wie wir miteinander umgehen wollen.
8. *Einfordern:* Ich bat die Geschäftsführung um regelmäßige Meetings im zweiwöchigen Rhythmus, um Dinge, die in den Wohnbereichen anfallen, sofort zu lösen. Zunächst traf ich auf Widerstand, es wäre kein Zeitrahmen dafür da. Nachdem ich aber klar für meine Wünsche eingestanden bin, klappte es plötzlich.
9. *Selbstreflexion:* Jeden Tag überprüfe ich mich: Wie war ich heute in meiner Rolle? Das hört sich vielleicht sehr aufwendig an, ist es aber nicht. Dazu habe ich ein Buch angelegt und schreibe auch auf, dass ich stolz auf mich bin .
10. *Gesprächstechniken:* Ich muss sagen, das war schon der schwerste Part. Im Coaching habe ich gelernt, wie wichtig es ist, wirklich zuzuhören und zu erkennen, was die wirklichen Botschaften der Mitarbeiterin sind. Vorher war ich oft ungnädig, wenn Mitarbeiter auch nicht einspringen wollten und habe sie mental unter Druck gesetzt. Ich habe gemerkt, wenn ich es akzeptiere und das auch zurückspiegele, fühlen sich die Mitarbeiter*innen verstanden und es entsteht eine ganz andere Vertrauensebene. Und es ist wichtig, authentisch zu sein. Wenn ich Versprechungen mache, z. B. dass ein Mitarbeiter für das Einspringen am Wochenende in der darauffolgenden Woche einen freien Tag bekommt, dann muss ich auch verbindlich sein und darf nicht weiter vertrösten.

Zur Gesprächstechnik selbst:
Hier wende ich die gewaltfreie Kommunikation an.
1. *Die Beobachtung, ohne Bewertung,*
2. *das Gefühl,*
3. *die Bitte,*
4. *der Wunsch.*

11. *Abgrenzung:* Zur Selbstreflexion gehört auch, sich einzugestehen, dass man als Führungskraft nicht 24 Stunden zur Verfügung stehen muss und auch ein Recht auf ein eigenes Privatleben hat. So habe ich in meinen Kalender zwei Mal pro Woche eingetragen, dass ich immer um 16:00 Uhr pünktlich gehen werde.«

Ich bin sehr beeindruckt, was Sandra B. alles umgesetzt hat. Auf meine Frage, wie es ihr mit der tollen Veränderung geht, antwortet sie: »*Es ist leicht, schnell aufzugeben, aber wir Pflegekräfte, die das Alter von 50 Jahren überschritten haben, verfügen über eine umfangreiche Berufserfahrung. Wir bringen so viel Lebenserfahrung mit, sehr viel Fachwissen, soziale Kompetenzen. Wir sind fähig, ganz komplexe Situationen zu erfassen. Durch unsere jahrelange Erfahrung erkennen wir nicht nur die Bedürfnisse von älteren Menschen, sondern sind auch in der Lage zu handeln. Wir müssen uns nicht mehr verstecken. Sätze wie »Seien Sie froh, dass wir Sie noch einstellen« sind komplett überflüssig. Pflegekräfte über 50 haben ein neues Selbstbewusstsein bekommen und das ist gut so.«*

Sandra B. hat nicht aufgegeben, sondern neben der Selbstreflexion auch Dinge von der Unternehmensführung eingefordert hat. So hat sie Unterstützung erhalten und an sich gearbeitet und ist heute in der Lage, als Pflegedienstleitung souverän zu arbeiten, sich selbst nicht zu vergessen und Grenzen zu setzen!

5.3 Stellvertretende Führungskräfte

Stellvertretende Führungskräfte stehen einer ganz anderen Herausforderung gegenüber, da sie eine Tätigkeit ausüben und zusätzlich Führungsaufgaben übernehmen. Das bedeutet, sie müssen sich immer wieder fragen: »Welchen Hut habe ich gerade auf?« (So hat es einer meiner Trainer treffend formuliert). »Bin ich gerade Mitarbeiterin oder Führungskraft?« Das bedeutet, stellvertretende Führungskräfte müssen sich immer wieder reflektieren und analysieren. Das ist sehr anstrengend und nicht immer so eindeutig zu klären. Die folgenden Frage kann dabei helfen:

»Was benötige ich für diese Rolle?«
1. »Wie ist mein eigenes Führungsverständnis bzw. Führungsrolle?«
2. »Wie fördere ich die Mitarbeitermotivation?«
3. »Wie lerne ich zu delegieren?«
4. »Was bedeutet Teamführung und Teamentwicklung?«

5.3.1 Erika N. (49), Mitarbeiterin in einer Senioreneinrichtung

Erika N. ist 49 Jahre alt. Sie arbeitet seit acht Jahren in einer Senioreneinrichtung in einem Team, als sie gefragt wurde, ob gern als stellvertretende Pflegedienstleitung arbeiten möchte. »*Als ich dieses Angebot bekam, war ich sehr stolz und habe zwei Tage später zugesagt. Eine PDL-Zusatzausbildung hatte ich vier Jahre zuvor absolviert und dachte, wenn ich an mir arbeite, schaffe ich es. Mir war nur nicht bewusst, dass ich einen Spagat machen musste. Zum einen war ich noch zu 50 % in der Pflege tätig. Für die anderen 50 % hieß es, Führungsaufgaben zu übernehmen und meine PDL zu unterstützen. Ich war sehr motiviert und – wenn ich heute darüber nachdenke – auch ein wenig naiv, freute mich aber auf die neue Herausforderung. Daheim habe ich noch einmal viel gelesen über das Aufgabengebiet der PDL und freute mich auf die neue Herausforderung.*

Den ersten Montag werde ich nie vergessen. Meine Kollegen und Kolleginnen waren über meine berufliche Veränderung informiert. Was sollte sich auch großartig ändern, da ich ja immer noch in der Pflege war und eben zu 50 % mit Führungsaufgaben beschäftigt sein würde, Dienstpläne schreiben, Bewerbungsgespräche führen, Fortbildungen und eigene Schulungen vorbereiten. Während mich sonst alle Kolleginnen herzlich begrüßten, gingen sie mir aber an diesem Montag aus dem Weg. Wenn ich Fragen stellte, bekam ich schnippische Antworten. Ich konnte mir nicht erklären, was los war.

Nach dem Dienst fragte mich meine PDL, die ich an diesem Tag noch nicht viel gesehen hatte, und wir konnten uns kaum austauschen konnten, was denn los wäre, ich würde so bedrückt aussehen.

Ich erzählte ihr von dem veränderten Verhalten des Teams. Sie hörte mir zu und im Anschluss nahm sie sich Zeit und sagte: »Erika, Deine Rolle hat sich verändert und das muss das Team erst einmal verstehen!« Ich sah sie fragend an. Sie fuhr fort: »Na ja, letzte Woche waren es Kollegen und nun bist Du Vorgesetzte, das bedeutet, es sind jetzt nicht mehr Kollegen, sondern Mitarbeiter*innen. Gespräche werden vielleicht verstummen, weil Du jetzt eine andere Position hast und das hat nichts mit Dir als Person zu tun!« Das musste ich erst einmal verarbeiten.

Am Abend machte ich mir Gedanken darüber, was ich mache und wie ich mich zukünftig verhalten sollte. Als meine PDL und ich am nächsten Tag den Faden wieder aufnahmen, hatten wir folgenden Plan:

Klärung meiner Aufgabengebiete
- Führungskräftecoaching
- Klärung meiner Rolle (für mich selbst und dann für die Mitarbeiter*innen).
- Bearbeitung des Vier-Ohren-Modells (lernen, auf dem Sachohr zu hören).
- Fragen klären: Wie will ich gesund führen?
- Tägliche Reflexion meiner Rolle und einmal pro Woche Austausch mit meiner PDL.
- Wie werde ich mit Konflikten im Team umgehen?
- Kollegiales Coaching bzw. Kollegiale Beratung.
- Veränderungsprozesse wahrnehmen und direkt ansprechen..
- Meine Resilienz im Auge behalten und die der Mitarbeiter*innen.

Nach ein paar Wochen sah ich eine große Veränderung bei mir und auch im Team. In dieser Zeit habe ich hart an mir gearbeitet und bin im Nachhinein sehr froh, dass der erste Tag als stellvertretende PDL so verlaufen ist. Und ich bin meiner Vorgesetzten sehr dankbar, dass sie die Situation sofort erkannt hat und mich so unterstützt hat. Auch das Führungskräftecoaching hat mich sehr weitergebracht. Heute bin ich schon auch ein wenig stolz, dass ich nicht gleich aufgegeben habe.«

Ich frage Erika N., welche Tipps sie anderen geben könnte, die vor so einer Herausforderung stehen. Hier sind sie:
- »Machen Sie sich im Vorfeld Gedanken über diese neue Rolle, die ein Spagat ist. Darum ist es auch sehr wichtig, dass Sie sich abgrenzen (50 % Pflege/50 % Leitungs-Aufgaben, sonst klappte es mit der Work-Life-Balance nicht!«
- »Seien Sie klar darüber, wie Sie Ihre Mitarbeiter*innen führen möchten.«
- »Nehmen Sie nicht alles persönlich.«
- »Tauschen Sie sich regelmäßig mit der Vorgesetzten aus.«
- »Haben Sie Geduld mit sich selbst.«
- »Beantragen Sie bei Ihrem Arbeitgeber ein Führungskräfte-Coaching.«

Erika N.: »Ich bin froh, dass ich dieses Angebot erst mit 48 Jahren bekommen habe, heute habe ich eine andere Gelassenheit. In dem Alter muss ich mir nichts mehr beweisen. Mit Mitte 20 wäre ich bestimmt verbissener gewesen und vielleicht unausstehlich (lacht!). Das ist das Tolle, wenn man älter ist!«

Beide Frauen (Sandra B. und Erika N.) drücken für mich genau das aus, was Pflegekräfte 50+ ausmacht: Sie wissen, was sie können, sind souverän und haben einen gesunden Selbstwert!

6 Führungskräfte aufgepasst: Von unserem Knowhow könnt ihr lernen

6.1 Die Rolle erfahrener Pflegekräfte 50+

Pflegekräfte 50+ spielen eine entscheidende Rolle im Gesundheitswesen, insbesondere bei der Betreuung von Patient*innen. In den letzten Jahrzehnten hat sich der demografische Wandel bemerkbar gemacht, was dazu führt, dass die Zahl älterer Menschen in der Bevölkerung zunimmt. Menschen werden aber nicht nur älter, sondern auch die Krankheitsbilder haben sich verändert, z. B. Demenzerkrankungen, Menschen mit psychischen oder kognitiven Veränderungen. Das bedeutet in der Umsetzung im Pflegealltag: mehr Zeit und intensiverer Pflegeaufwand. Nicht nur in Deutschland, sondern auch in anderen Ländern gibt es einen großen Mangel an Pflegekräften 50+!

> Das Potenzial erfahrener Pflegekräfte im Alter von 50+ ist eine Ressource, von der jedes Unternehmen profitiert, wenn die Wertschätzung und die Bedürfnisse dieser Pflegegeneration verstanden wird.

6.1.1 Erfahrung und Kompetenz

Pflegekräfte, die das Alter von 50 Jahren überschritten haben, verfügen oft über eine umfangreiche Berufserfahrung. Diese Erfahrung bringt wertvolles Fachwissen und die Fähigkeit mit sich, komplexe Situationen zu bewältigen. Durch den jahrelangen Praxisalltag haben ältere Pflegekräfte ein anderes Verständnis für die Bedürfnisse der Patient*innen entwickelt und sind in der Lage, gezielte Unterstützung zu bieten. Diese Erfahrung ist deutlich in verschiedenen Bereichen zu spüren:

- Im Umgang mit Patient*innen,
- bei der Kommunikation im Team,
- beim Erfassen von Bedürfnissen,
- bei der Begleitung von Sterbenden,
- bei der wertschätzenden Kommunikation mit Angehörigen,
- im diplomatischen Geschick im Umgang mit anderen Berufsgruppen,
- beim analytisches Denken,
- in der Anleitung von Auszubildenden.

6.1.2 Empathie und zwischenmenschliche Fähigkeiten

Pflegekräfte 50+ bringen ein tiefes Verständnis für Patient*innen sowie zwischenmenschliche Fähigkeiten mit. Sich in den anderen Menschen hineinzuversetzen und Ängste und Bedürfnisse zu verstehen, ist ein langwieriger Prozess des Miteinanders. Durch jahrelange Weiterentwicklung im Team oder Fortbildungen bringen ältere Pflegkräfte ihre Erfahrung und Weisheit mit, die von unschätzbarem Wert in der Patientenversorgung sind. Diese bemerkenswerte Hingabe und Professionalität ist es, die Pflegekräfte 50+ zu unverzichtbaren Mitgliedern des Pflegeteams machen. Diese Fähigkeiten sind für Unternehmen von großem Vorteil, da sie zu einer höheren Patientenzufriedenheit und einem besseren Ruf des Unternehmens führen können. Von den bemerkenswerten Eigenschaften wie Weitsicht, analytisches Denken, Bedürfniserfassung und jahrelange Weiterentwicklung profitieren nicht nur Kolleg*innen, sondern auch die Auszubildenden. So erging es mir: In meiner 12-jährigen Arbeit als Krankenschwester auf einer internistischen Station hatte ich immer einen unglaublichen Respekt vor meiner Stationsschwester Ingrid, die in der Begleitung von Sterbenden jedes Mal erfassen konnte, wann der richtige Zeitpunkt war, die Angehörigen eines präfinalen Patienten anzurufen, um eine liebevolle Sterbebegleitung zu gewährleisten. Auf meine Frage, woher sie das wisse, lächelte sie immer und sagte: »*Das ist jahrelange Erfahrung, Intuition, Beobachtung des Ausdrucks eines Menschen, der Atmung, ein ganzheitlicher Blick.*«

Ich war immer sehr beeindruckt und habe diese Fähigkeit erst Jahre später erlangt, nach vielen Jahren in der Begleitung von sterbenden Menschen. Dieses Wissen und Erfassen kann ich als junger Mensch im Pflegealltag nicht haben.

6.1.3 Das neue Selbstbewusstsein

Pflegekräfte 50+ spielen eine entscheidende Rolle in der Patientenversorgung. Mit ihrer langjährigen Erfahrung und Fachkenntnis bieten sie einen wertvollen Beitrag zur Qualität und Kontinuität der Pflege. Sie übernehmen im Alter oft leitende Positionen, Mentoren Rollen und tragen zur beruflichen Entwicklung junger Kolleg*innen bei.

Klara S. (56) wird Praxisanleiterin
Klara S. ist 56 Jahre alt und seit 34 Jahren auf einer internistischen Station eines 260-Betten-Krankenhauses in NRW tätig. Sie ist mit Leib und Seele Krankenschwester. Vor einem Jahr bat der Pflegedirektor die Mitarbeiter*innen auf der Station, doch darüber nachzudenken, eine Weiterbildung zum Praxisanleiter*in zu machen. Schwester Klara: »*In der Teamsitzung wurde die Weiterbildung vorgestellt, der Zeitplan sowie die Inhalte. Ich hatte überhaupt nicht vor, in meinem Alter so eine Weiterbildung zu machen, dafür war ich doch entschieden zu alt. Die jüngeren Kolleginnen hatten kein Interesse, sie wollten sich nicht noch eine zusätzliche Aufgabe ans Bein binden und ihre Freizeit genießen. Ich muss sagen, ich war schon irritiert, keiner zeigte eine Bereitschaft. Also habe ich mich gemeldet, weil ich gerne mit den jungen Auszubildenden arbeite. Nun bin ich mit meinen 56 Jahren in einer Weiterbildung, ja, wer hätte das gedacht!*«

Es ist sehr anspruchsvoll, demnächst muss ich eine Projektarbeit vorbereiten und habe schon eine Facharbeit geschrieben. In einem halben Jahr werde ich meine Abschlussprüfung absolvieren. Während dieser Zeit habe ich aber ganz klar formuliert, dass ich nur bestimmte Schichten haben möchte und nicht mehr einspringen werde, um das ganze Pensum zu schaffen. Da muss ich immer wieder einmal nachhaltig darauf hinweisen.

Aber ich bin sehr stolz auf mich, dass ich das gerade mache, mein Mann übrigens auch und meine erwachsene Kinder. Mit dem Pflegedirektor habe ich neulich kurz auf dem Flur gesprochen und ihm mitgeteilt, dass ich dann auch gerne anders eingruppiert werden möchte. Er hat mich angeschaut und gesagt: »Na, schauen wir mal!« Ich dachte, ich höre nicht recht und habe ihm geantwortet: »Mit meiner jahrelangen Berufserfahrung und meiner Weiterbildung werde ich überall mit Kusshand genommen!« Da hat er nur noch erstaunt geguckt.

Aber das sehe ich sehr klar für mich. Ich habe mich nicht die ganzen zwei Jahre angestrengt und dann bekomme ich keine Wertschätzung, bzw. keine angemessene Vergütung dafür! In der Weiterbildung zur Praxisanleiterin habe ich mehr Selbstbewusstsein bekommen und weiß heute, was ich kann. Nächste Woche habe ich ein Gespräch mit dem Pflegedirektor und dort werde ich noch einmal sehr klar und sachlich meine Argumente darlegen. Aber eines weiß ich ganz genau: Die Zeit von Vertröstungen ist nun vorbei. Ich weiß, was ich kann mit 56 Jahren und habe auch keine Angst vor Veränderung, und ansonsten werde ich mich woanders bewerben!«

Genau das ist es, was sich verändert hat: ein neues selbstbewussteres Denken der Pflegekräfte 50+. Schwester Klara würde sich mit 58 Jahren an einer anderen Klinik bewerben und mit ihrer Berufserfahrung, ihrem Engagement, Fleiß und Motivation müsste jeder Pflegedirektor diese Frau auf Händen tragen und dafür sorgen, dass sie dem Unternehmen noch lange erhalten bleibt!!

> Unternehmen aufgepasst! Die neue Generation 50+ weiß, was sie will und zeigt Entschlossenheit und verlangt nach Wertschätzung. Diese Generation 50+ befindet sich im Wandel und verdient die Unterstützung von Kollegen, Vorgesetzen und der Gesellschaft insgesamt!

6.2 Herausforderungen für Pflegekräfte 50+

Pflegekräfte im Alter von 50 Jahren und älter stehen vor einer Vielzahl von beruflichen Herausforderungen, die sich negativ auf ihre Gesundheit und ihr Wohlbefinden auswirken können. Eine der größten Herausforderungen ist die physische Belastung des Berufs. Das Heben und Umlagern von Patienten, das Arbeiten in unergonomischen Positionen und die langen Arbeitsstunden können zu Muskel- und Gelenkproblemen führen. Dies kann zu chronischen Schmerzen und einer eingeschränkten Beweglichkeit führen, was die Arbeitsfähigkeit der älteren Pflegekräfte beeinträchtigt.

Darüber hinaus sind ältere Pflegekräfte oft einer hohen emotionalen Belastung ausgesetzt. Der Umgang mit schwer kranken oder sterbenden Patienten, der Stress im Arbeitsumfeld und die hohe Verantwortung können zu Burn-out, Angstzuständen und Depressionen führen. Diese psychischen Belastungen beeinträchtigen die Lebensqualität erheblich.

Ein weiteres Problem ist die hohe Arbeitsbelastung und Zeitknappheit, die viele Pflegekräfte 50+ erleben. Die steigende Anzahl von Patient*innen und die bürokratischen Anforderungen im Gesundheitswesen führen oft zu Überlastung und Stress. Dies kann zu Schlafstörungen, Müdigkeit und einem erhöhten Risiko für chronische Krankheiten wie Herz-Kreislauf-Erkrankungen und Diabetes führen.

6.2.1 Annegret S. (52), Mitarbeiterin auf der Chirurgie

Annegret S. ist 52 Jahre alt und seit 28 Jahren auf einer chirurgischen Station (38 Betten) eines Uniklinikums tätig. Sie war vor vier Jahren zu einem zweitägigen Seminars zum Thema »Stress- und Burn-out Prävention« bei mir. Ich erlebte eine sehr empathische, engagierte und liebenswerte Teilnehmerin. Aber Annegret S. ging es seit einem halben Jahr körperlich schlecht. Sie litt unter Einschlaf- und Durchschlafproblemen, Magenschmerzen und einer ständigen Müdigkeit. Sie erzählte, wie sehr sie sich auf das Seminar gefreut hat, damit sie Techniken und Handlungsstrategien lerne, um präventiv etwas für ihre Gesundheit zu tun. Wochen vorher war sie immer wieder eingesprungen und es fiel ihr schwer »Nein« zu sagen. Am ersten Seminartag kam eine Nachricht auf ihr Handy. Die Stationsleitung teilte ihr mit, es wäre nicht anders möglich, sie müsse unbedingt am nächsten Tag, also dem zweiten Tag des Seminares, zum Dienst erscheinen. Annegret S. war ganz aufgewühlt und den Tränen nahe. »*Das kann doch nicht wahr sein, nun bin ich hier, um präventiv etwas für mich zu tun, damit ich die nächsten Jahre in der Pflege noch schaffe und nun das. Das geht doch nicht.*« Sie bat, in der Pause auf ihre Station zu gehen, um das zu klären. Nach der Pause berichtete sie: »*Es gab eine lange Diskussion und die Leitung besteht darauf, dass ich zum Dienst komme. Sie sind auf der Station sehr schlecht besetzt und es gibt keine andere Möglichkeit.*« Annegret S. verabschiedete sich, weil sie keinen Ärger haben wollte.

Vor einem Jahr erreichte mich eine Mail, in der Annegret S. schrieb:

»*Hallo Frau Koslowski,*
vielleicht erinnern Sie sich noch an mich. Ich war sehr unglücklich, dass ich diesen zweiten Seminartag nicht mehr erleben durfte. Es nagte sehr an mir und ich wollte doch unbedingt Handlungsstrategien erlernen. So habe ich versucht, einige Techniken umzusetzen und wurde nach zwei Wochen erneut gefragt, ob ich wieder einspringe. Nach einem Eklat habe ich gesagt, das mache ich nicht mehr mit, dann werde ich wohl kündigen. Worauf mir meine Stationsschwester antwortete: »Reisende soll man nicht aufhalten! Es stehen genug Pflegekräfte auf der Straße!«

Es war, als ob mir die Beine wegsackten. Nach 28 Jahren auf dieser Station so eine Antwort. Ich war sehr traurig, aber auch wütend und habe beschlossen zu kündigen, obwohl ich noch keine neue Stelle hatte. Aber das hatte ich nicht nötig, mich so behandeln zu lassen. Das wollte ich Ihnen gerne mitteilen. Nach nur einer Bewerbung habe ich nun in einem kleineren Krankenhaus eine neue Stelle auf einer urologischen Station. Meine neue Stationsschwester ist in meinem Alter, die Kolleginnen sehr zugewandt und ehrlich und ich fühle mich sehr wohl. Meine Schlafstörungen, die permanente Müdigkeit und die Magenschmerzen sind wie weggeblasen. Nun habe ich mehr Zeit für die Patienten und ich empfinde die Arbeitsbelastung als angemessen. Mir geht es viel besser und ich habe wieder Lust und Zeit mich mit Freundinnen zu treffen und bin viel ausgeglichener.«

Die Geschichte von Annegret S. zeigt noch einmal deutlich, dass Bedürfnisse und Wünsche von Seiten der Leitung nicht wahrgenommen und gesehen wurden. Annegret S. hatte sich Unterstützung gewünscht, war sehr reflektiert und wollte präventiv für sich sorgen, um gesund zu bleiben und neue Handlungsstrategien zu erlernen. Dieser nachvollziehbare Wunsch wurde noch weiter torpediert und durch die verletzende Aussage der Leitung kam es schließlich dazu, dass Annegret S. nach vielen Jahren ihr Krankenhaus verließ. Ich freue ich mich sehr, dass sie heute in einem Team arbeitet, dass ihre Arbeitskraft und sie als Mensch wertschätzt.

Tipp
Unternehmen aufgepasst! Erkennen Sie rechtzeitig die Wünsche und Bedürfnisse von Mitarbeiter*innen. Sehen Sie das Potenzial der älteren Pflegekräfte. Sie haben große Anerkennung verdient und sind das Rückgrat des Gesundheitswesens!

Was hätte Annegret S. geholfen?
- Zeit und aktives Zuhören der Vorgesetzten
- Erkennen und Ernstnehmen eines Bedürfnisses
- Ein angemessenes Gespräch in einem angemessenen Umfeld
- Rücksprache mit dem Team und der Abteilungsleitern
- Andere Handlungsstrategien
- Betten zu sperren bei akutem Pflegepersonalnotstand

6.3 Die Bedeutung der Unterstützung

Es ist wichtig, Pflegekräfte im Alter von 50+ angemessen zu unterstützen, um ihre berufliche Zufriedenheit und Leistungsfähigkeit zu erhalten. Maßnahmen wie Weiterbildungen, ergonomische Arbeitsbedingungen und finanzielle Anreize können dazu beitragen, ihre Motivation und Bindung an den Beruf zu stärken. Sehr oft habe ich in Interviews von Pflegekräften gehört, dass sie immer wieder Gespräche geführt haben, um auf Dinge hinzuweisen, die für Sie als ältere Mitarbeiter*innen nicht zufriedenstellend sind. Unter anderem wünschen sich Pflegekräfte 50+

- Wertschätzung
- Wahrgenommen werden
- Strukturierung im stationären Ablauf

Manchmal empfinden wir die Last als sehr groß und dabei ist es nicht der Rücken, der schmerzt.

Manchmal haben wir ständig kreisende Gedanken, kommen nicht zur Ruhe und es ist überhaupt nicht der Kopf.

Manchmal schmerzt unser Magen und wir haben ein Druckgefühl, dabei ist es unsere Seele, die sich bemerkbar macht, dass wir etwas nicht verdauen.

Manchmal kämpfen wir mit den Tränen und glauben, es sind die Augen, dabei sind wir verzweifelt über Ungerechtigkeiten.

Manchmal schnürt uns etwas die Kehle zu und wir bekommen keine Luft mehr, dabei ist es die Unfähigkeit, unsere Gefühle auszudrücken.

6.4 Auf zu neuen Ufern!

6.4.1 Gesa P. (49), stv. Leitung einer Tagespflege

Das Beispiel von Gesa P, 49 Jahre alt und stellvertretende Leitung in einer stationären Tagespflege in Baden-Württemberg hat mich sehr fasziniert. Gesa P. ist seit fünf Jahren in der Tagespflege tätig, mag die Arbeit sehr und ist kollegial im Umgang mit den Mitarbeiter*innen. Durch eine rheumatische Erkrankung schafft sie den Spagat zwischen Leitungstätigkeit und ständigem Einspringen in die Pflege nicht mehr. Gesa P. hat eine beeindruckende Vita. Sie ist neben der Ausbildung zur Pflegefachkraft auch noch Wellnesstrainerin, Ernährungsberaterin, Entspannungstrainerin und hat auch noch andere Weiterbildungen absolviert und dies im Alter von über 40 Jahren! In ihrer Einrichtung fehlen ihr aber Strukturierung, Unterstützung von der Unternehmensführung (die Heimleitung gebe ihr Bestes).

In den Coaching Sitzungen berichtete Gesa P.: »*So geht es nicht weiter. Es fehlt nicht nur die Wertschätzung, sondern die Strukturierung und ein anderes Zeitmanagement im Unternehmen. Mit dem vorherigen Heimleiter habe ich oft über meine Zusatzqualifikationen gesprochen und dass ich diese gerne mit einbringen würde in die Einrichtung. Doch darauf geht er nicht ein. Nachdem ich im letzten Jahr viele körperliche Symptome bekommen habe, eine immer wieder aufsteigende Müdigkeit, kreisende Gedanken und das Gefühl, mich in einem Karussell von Hoffnungslosigkeit zu befinden, habe ich beschlossen, neue Wege zu gehen. Raus aus der Pflege!*«

Nun geht sie einen ganz neuen Weg und verlässt die Pflegeeinrichtung, ihre gut bezahlte Stelle, liebgewonnene Bewohner*innen und teamorientierte Kolleg*innen. Mehr noch: von Baden-Württemberg zieht sie in den Norden auf eine ostfriesische Insel. Gesa P. arbeitet künftig als Wellnesstrainerin, gibt Kurse für Ernährungsberatung und Entspannungskurse. Sie freut sich auf diese neue Herausforderung. Obwohl sie weniger Gehalt beziehen wird, sagt sie: »*Gefallen hat mir jetzt schon der strukturierte Ablauf, den ich bei meiner Hospitation erleben durfte, die Dienstplangestaltung und dass die Wünsche und Bedürfnisse gehört wurden. Ich freue mich auf diesen neuen Weg und bin natürlich aufgeregt. Ein anderes Bundesland, das Leben auf einer Insel,* ein anderes Aufgabengebiet. Von vielen Menschen in meiner Umgebung höre ich »Respekt, bist Du mutig!« Ja, ich bin aufgeregt und offen für diese neue Stelle. Geld ist nicht alles, sondern die eigene Zufriedenheit und Zeit für mich!«

> »Nur mit leeren Händen kannst Du nach neuen Dingen greifen!«

Übrigens: Sie brauchen nicht immer einen logischen Grund, um das in Ihrem Leben zu tun, was Sie möchten. Es reicht völlig aus, dass es Sie glücklich macht!

Tipp
Unternehmen aufgepasst: Das rechtzeitige Erkennen der Wünsche und Bedürfnisse von Mitarbeiter*innen sowie das Potenzial einer Leitungskraft ist ein unschätzbares Kapital für jedes Unternehmen. Das nicht zu erkennen, innovative Ansätze aus den Reihen der Mitarbeiter*innen nicht aufzugreifen, bringt v. a. eine Gefahr mit sich: den Verlust der Mitarbeiter*innen, die sich anderswo suchen, was ihnen in ihrer alten Arbeitsstelle nicht ermöglicht wurde.

7 Pflegekräfte 50+ – einfach unverzichtbar

Pflegekräfte 50+ spielen eine unverzichtbare Rolle im Gesundheitswesen, trotz der Herausforderungen, vor denen sie stehen. Ihre Erfahrung und Fachkenntnis bereichern die Patientenversorgung und tragen zur beruflichen Entwicklung des Pflegepersonals bei. Eine angemessene Unterstützung und Anerkennung sind entscheidend, um ihre Motivation und Bindung an den Beruf aufrechtzuerhalten. Erfahren Pflegekräfte 50+ diese Unterstützung nicht, müssen sie auf die Wertschätzung, auf Feedbacks auf Augenhöhe, verzichten, verlassen sie den Bereich Pflege und orientieren sich neu. Pflegekräfte 50+ sind für Unternehmen von großer Wichtigkeit. Ihr Erfahrungsschatz, ihre Professionalität und ihre Fähigkeit, auch in herausfordernden Situationen Ruhe zu bewahren, machen sie zu wertvollen Mitarbeiter*innen. Unternehmen in der Pflegebranche, sei es in Krankenhäuser, Pflegeheime oder ambulante Pflegedienste, profitieren von der langjährigen Erfahrung und Expertise dieser Altersgruppe. In diesem Kapitel werden die Vorteile und Potenziale von Pflegekräften 50+ für Unternehmen näher beleuchtet.

7.1 Erfahrung und Expertise sind wichtig

Pflegekräfte ab 50 Jahre verfügen in der Regel über eine langjährige Berufserfahrung in der Pflege. Diese Erfahrung ermöglicht es ihnen, komplexe Situationen besser zu bewältigen und effektive Lösungen zu finden. Sie haben häufig ein breites Spektrum an Fähigkeiten entwickelt, sei es in der Betreuung von Patient*innen mit speziellen Bedürfnissen, in der Wundversorgung oder im Umgang mit medizinischen Geräten. Unternehmen können von dieser Expertise profitieren, indem sie ältere Pflegekräfte in Teams einbinden, um die Qualität der Pflege zu verbessern und die Patientenzufriedenheit zu steigern.

7.2 Kontinuität und Zuverlässigkeit

Pflegekräfte 50+ zeichnen sich oft durch eine hohe Kontinuität und Zuverlässigkeit aus. Sie sind in der Regel weniger anfällig für häufige Jobwechsel und bleiben über längere Zeiträume in ihren Positionen. Diese Stabilität ist für Unternehmen von unschätzbarem Wert, da sie eine stabile Arbeitskraft gewährleistet und die Kosten für die Einarbeitung neuer Mitarbeiter*innen reduziert. Zudem können ältere Pflegekräfte aufgrund ihrer langjährigen Erfahrung oft auch als Mentor*innen für jüngere Kolleg*innen fungieren, was die Teamdynamik und den Wissensaustausch innerhalb des Unternehmens fördert.

7.3 Vielfältigkeit und kulturelle Kompetenz

Pflegekräfte 50+ bringen oft eine Vielfalt an Erfahrungen und kulturellen Hintergründen mit, die sich positiv auf die Vielfalt und kulturelle Kompetenz eines Unternehmens auswirken können. Sie haben möglicherweise in verschiedenen Bereichen der Pflege gearbeitet, in unterschiedlichen Regionen gelebt oder mit vielfältigen Patientengruppen gearbeitet. Diese Vielfalt kann dazu beitragen, dass das Unternehmen besser auf die Bedürfnisse einer breiten Palette von Patient*innen eingehen kann. Darüber hinaus können ältere Pflegekräfte auch dazu beitragen, eine inklusive und unterstützende Arbeitsumgebung zu schaffen, die die Vielfalt der Mitarbeiter*innen respektiert und fördert.

Zusammenfassend lässt sich sagen, dass Pflegekräfte 50+ für Unternehmen in der Gesundheits- und Pflegebranche zahlreiche Vorteile und Potenziale bieten. Ihre langjährige Erfahrung, ihre Kontinuität und Zuverlässigkeit, ihre Empathie und zwischenmenschlichen Fähigkeiten sowie ihre Vielfältigkeit und kulturelle Kompetenz machen sie zu wertvollen Mitarbeitern, die zur Verbesserung der Patientenversorgung, zur Förderung einer positiven Unternehmenskultur und zur Steigerung des Unternehmenserfolgs beitragen können. Unternehmen sollten daher gezielt auf die Rekrutierung, Integration und Förderung älterer Pflegekräfte setzen, um von ihrem Knowhow und ihren Fähigkeiten zu profitieren und langfristig erfolgreich zu sein.

7.4 Acht Erkenntnisse, die endlich in jedem Unternehmen ankommen sollten

1. **Unfähige Führungskräfte:** Werden im Unternehmen unfähige Führungskräfte eingestellt, die nicht die Fähigkeit haben, gesund zu führen bezüglich Kommunikation, Wertschätzung und konstruktiver Kritik, werden motivierte Mitarbeiter*innen 50+ das Unternehmen verlassen
2. **Gehalt** ist ein Motivationsfaktor, aber nicht als Alleinstellungsmerkmal! Durch Gehaltserhöhungen wird keine nachhaltige Motivation bei Mitarbeiter*innen sichergestellt. Hier geht es um andere Bedürfnisse, die es in Einzelgesprächen zu erfassen gilt.
3. **Unfaire Bezahlung**: Bekommen Mitarbeiter*innen 50+ mit, dass Kolleg*innen, die neu ins Unternehmen kommen, mehr Gehalt beziehen, ist das die größte Verletzung und fehlende Wertschätzung. Konsequenz: Diese Mitarbeiter*innen verlassen das Unternehmen.
4. **Respektvoller Umgang untereinander:** Der Respekt in einem Unternehmen sollte nicht vom Status oder der Positionsbezeichnung eines Menschen abhängig gemacht werden, dann läuft etwas schief und die Mitarbeiter*innen verlassen fluchtartig das Unternehmen!
5. **Fehlerkultur im Unternehmen:** Erleben Mitarbeiter*innen, das sie reglementiert werden und in einen Angstmodus verbleiben, weil Arbeitsprozesse nicht hundertprozentig umgesetzt wurden, oder etwas vergessen wurde, werden sie kündigen. Apropos Kultur: Hat ein Unternehmen eine schlechte Fehlerkultur, muss sich niemand über ausbleibende Innovationen wundern.

6. **Schubladendenken:** Erleben Mitarbeiter*innen 50+ im Umgang mit Vorgesetzten wiederholt Situationen, die es ihnen nicht ermöglichen, zu wachsen, sondern immer wieder nur begrenzt zu werden, z. B. kontinuierlich wieder auf vergangene »Fehler« hingewiesen zu werden, so geraten Mitarbeiter*innen in ein Gefühl der Hilflosigkeit und Ohnmacht. Sie bekommen das Gefühl, dass es keinen Zweck hat, dass Veränderungen in diesem Unternehmen nicht möglich sind. Vertieft sich dieses Gefühl, werden die ersten Krankenscheine eingereicht und nach der »inneren Kündigung« folgt das Verlassen des Unternehmens.
7. **Neue Sichtweisen und Ideen:** Wenn Führungskräfte nicht die Fähigkeit besitzen, andere Meinungen zu dulden und stehen zu lassen, neue Impulse mitaufzunehmen und Prozesse mitzugestalten, geht ganz schnell die Motivation verloren und die Mitarbeiter*innen werden sich nicht mehr konstruktiv einbringen, sondern kündigen.
8. **Kommunikation:** Kommunikation ist das A und O. Die wertschätzende Kommunikation bedeutet: Erfassen der Grundlagen der Kommunikation, aktives Zuhören und angemessenes Feedback auf Augenhöhe.

8 Was Unternehmen jetzt tun müssen

8.1 Werden Sie ein attraktiver Arbeitgeber

Olav Sehlbach, ist 1966 in Düsseldorf geboren. Er arbeitet seit fast dreißig Jahren für die professionelle Altenpflege. Sein Beratungsbüro sitzt in Berlin und er berät Einrichtungen und Institutionen. So liegt seine Stärke in der langjährigen Expertise und seine ausgeprägte Neugier auf neuen Ideen und Konzepten.

Olav Sehlbach sprach auf dem 1. Zukunftskongress Pflege am 13. Oktober 2017 in Frankfurt. Olav Sehlbach muss es wissen: 1.000 Einrichtungen haben mit seinem Prüfsystem Mitarbeiter befragen lassen. Wir[13] sprachen vorab mit ihm.

»Veranstalter des 1. Zukunftskongresses Pflege am 13. Oktober in Frankfurt ist die Genossenschaft für Pflege und Gesundheit, die sich an Pflegeunternehmen und Einzelpflegekräfte wendet – ein Verein, der Einzelunternehmen durch die Form der Genossenschaft und individuelle Beratung stärken möchte; Jutta König, Autorin der Schlüterschen Verlagsgesellschaft, hat ihn ins Leben gerufen. Auf dem Zukunftskongress geht es um die Frage, wie Unternehmen in der Altenpflege am klügsten auf gegenwärtige und künftige Trends reagieren. Der Impulsvortrag von Olav Sehlbach (steht unter dem Titel »Best practice – Wie werde ich Magnet-Arbeitgeber?«

---

[13] Dieses Interview erschien 2017 auf www.pflegen-online.de. Diese Website existiert leider nicht mehr.

Pflegen-online: *Herr Sehlbach, mit dem Branchen-Prüfsystem Attraktiver Arbeitgeber Pflege erhalten Sie einen so tiefen Einblick in die Stimmungslage deutscher Altenpflegeeinrichtungen wie sonst kaum jemand. Sagen Sie: Worauf legen Mitarbeiter in der Altenpflege besonderen Wert?*

Olav Sehlbach: *Die Dienstplanzuverlässigkeit steht eindeutig ganz oben. Man möchte sich darauf verlassen, dass das freie Wochenende auch wirklich frei bleibt und man nicht einspringen muss. Relativ viele Einrichtungen, so beobachten wir, machen aber noch immer eine 100-Prozent-Planung, das heißt, sie gehen davon aus, dass niemand krank wird, dass es keine Ausfälle gibt. Ein solcher Dienstplan ist schon in dem Moment obsolet, in dem er aufgestellt wird. Es gibt immer Ausfälle – davon muss man bei der Planung einfach ausgehen.*

Jedes Haus, egal, welche Größe, ist gut beraten, wenn sich genau überlegt, wie es dieses Problem künftig lösen will. Es kann etwa einen Springer-Pool einrichten oder mit Überhängen planen, und, und, und – wichtig ist, dass es sich etwas einfallen lässt. Denn wenn es in einer Einrichtung Gewohnheit ist, Mitarbeiter aus dem Frei zu holen, spricht sich das schnell rum. Man darf nicht vergessen: Die Altenpflege ist ein lokaler Markt, man kennt sich, man spricht über seine Erfahrungen.

Wie wichtig ist das Gehalt?

Olav Sehlbach: *Ich halte es für weniger relevant. Es gibt ja keine Riesenunterschiede: Es ist nicht so, dass man in Haus X das Doppelte von dem in Haus Y verdient. Die meisten Träger zahlen ähnlich, bei dem einen ist das Grundgehalt höher, der andere zahlt dafür mehr Zuschläge – das ist alles relativ transparent. Wichtiger ist eine angenehme Atmosphäre, einfach gute Führung, die weichen Faktoren zählen – hier ist der Arbeitgeber ganz klar gefordert, seine Führungskräfte weiterzuentwickeln.*

Gibt es Einrichtungen mit Arbeitgeberattraktivitätsprogrammen?
Nein, es gibt keine umfassenden Programme wie in der Industrie mit Employer Branding und Personalentwicklung. Viele machen gar nichts, es gibt eine große Jammerkultur auf Seiten der Träger. Doch einige machen punktuell etwas: Gesundheitsfürsorge ist recht beliebt in der letzten Zeit, manche Träger in der ambulanten Pflege bieten Incentives wie die private Nutzung von Handys oder Autos, auch die Dienstplangestaltung ist ein Thema, etwa die 7-7-Woche: Das heißt, sieben Tage täglich circa 10 Stunden Dienst und sieben Tage frei im Wechsel.

Was bemängeln Arbeitnehmer am häufigsten an ihren Arbeitgebern?
Olav Sehlbach: Unser Prüfsystem enthält 35 Statements, denen die Mitarbeiter voll bis gar nicht zustimmen können. Die Aussage, der die wenigsten zustimmen, lautet: »Ich kann nachvollziehen, wie die unterschiedlichen Gehaltsstufen aufgebaut sind.« Ebenfalls auffällig wenig Zustimmung erhielt die Aussage: »Unsere Einrichtung ist nach innen genauso, wie sie nach außen auftritt.«

8.2 Arbeiten Sie an einem guten Dienstplan

Wie sollte ein guter Dienstplan aussehen? Mit wie viel Vorlauf sollte er bereitstehen? Diese Frage und andere stellte der Deutsche Berufsverband für Pflegeberufe (DBfK) in einer großen Umfrage[14]. Im Januar 2019 beteiligten sich 2.373 Pflegekräfte an dieser Erhebung des größten deutschen Berufsverbandes für Pflegeberufe. Die wichtigsten Schlussfolgerungen im Überblick:
1. mindestens einen Monat im Voraus schreiben,
2. Wochenende noch länger im Voraus planen,
3. gewisse Regelmäßigkeit verbindlich zusagen,
4. nicht auf Kante nähen,
5. keine Marathons,
6. keine schnellen Wechsel.

---

[14] Vgl. DBfK (2019): Ergebnisse einer Online-Umfrage zum Dienstplan. www.dbfk.de

8.2.1 1. Tipp: mindestens einen Monat im Voraus schreiben

Was in anderen Branchen tabu ist, sollte auch in der Pflege tabu sein: Dienstpläne, die schon in zwei Wochen oder bereits in der kommenden Woche beginnen. Wer Dienstpläne austeilt, die unter vier Wochen Vorlauf haben, handelt sich Groll und Unmut ein, da lässt die Umfrage keinerlei Zweifel.

Der Dienstplan wird Freude oder zumindest Akzeptanz auslösen, wenn er mindestens vier Wochen vor dem ersten Geltungstag bei den Pflegekräften vorliegt. Denn nur so können Kranken- oder Altenpfleger ihr Alltagsleben und ihre Freizeit einigermaßen gut planen – Basis für ein harmonisches Familienleben und Verlässlichkeit in privaten Beziehungen. (44,3 %)

8.2.2 2. Tipp: Wochenende noch länger im Voraus planen

Schicht- und Wochenenddienste müssen fair organisiert sein. Das heißt: Für die Wochenenden wünschen sich die Befragten wiederkehrende feste Arbeitszeiten, damit sie auch die Wochenenden stärker im Voraus planen können.

8.2.3 3. Tipp: gewisse Regelmäßigkeit verbindlich zusagen

Das Privatleben darf nicht zum Spielball der Dienstplanung werden. Die Befragten wünschten sich, dass Arztbesuche ebenso möglich sind wie regelmäßige Freizeittermine wie Sportkurse oder Chorproben. Entscheidender Punkt bei Familien mit Kindern ist die Abstimmung auf die Kita-Öffnungszeiten.

8.2.4 4. Tipp: nicht auf Kante nähen

Dienstpläne dürfen nicht im Realitätstest durchfallen. Sie müssen standhalten. Das heißt: Pflegeheime und Krankenhäuser, die nicht genügend Personal beschäftigen, können keinen verlässlichen Dienstplan aufstellen. Dieser Dienstplan ist noch nicht fertig geschrieben, da zerbröselt er schon zu einem reinen Fantasieprodukt.

Gute Dienstplanung bedeutet, dass das Heim oder die Klinik für kurzfristige Personalausfälle gewappnet ist. So ein Wunsch-Arbeitsplan enthält daher zeitliche Puffer, damit die Pflegekraft im Notfall kurzfristig erkrankte Kollegen mit ersetzen kann. (38,3 %)

8.2.5 5. Tipp: Keine Marathons

Wer im Schichtdienst arbeitet, erwartet entsprechende Freizeiten oder freie Tage, wenn er am Wochenende gearbeitet hat. Dienstpläne, die Zeiträume länger als sieben Tage ohne freien Tag umfassen, stoßen auf massive Ablehnung bei den Befragten dieser Umfrage.

8.2.6 6. Tipp: Keine schnellen Wechsel

Ebenfalls ein No-Go ist der schnelle Wechsel von einer Frühschicht in die Spätschicht und wieder zurück. Das belastet die Gesundheit und durchkreuzt die Planung von Alltags- und Freizeitaktivitäten.

8.3 So geht's auch: Das Pilotprojekt Tarifvertrag Entlastung

»Ein Tarifvertrag, der bundesweit Beachtung finden würde – so war in der Presseeinladung des Klinikums Region Hannover zu lesen. Vielleicht doch ein bisschen dick aufgetragen? Vermutlich nicht. Die wichtigsten sechs Punkte im Überblick, die der kommunale Klinikverbund (7.500 Mitarbeiter, 610,5 Millionen Euro Umsatz) 2020 mit der Gewerkschaft ver.di für Pflegefachkräfte und Servicepersonal vereinbart hat[15]:

1. Drei zusätzliche freie Arbeitstage (»Entlastungstage«) für Mitarbeitende Ü45 bzw. Ü50
2. 300 bis 500 Euro brutto als monatliche Zulage für Beschäftigte im Mobil-Team
3. 100 mehr Stellen für das Mobil-Team
4. 75 Euro brutto pro Schicht für besondere Dienste bei Einsatz auf einer anderen Station
5. 150 % Ausgleich für »Holen aus dem Frei«
6. Mehr Ausbildungsqualität (u. a. durch bessere Ausbildungsbegleitung)

1. Verbesserung: drei zusätzliche freie Arbeitstage (»Entlastungstage«)
   Für 2020 gilt dies für alle Pflegefachkräfte ab dem 50. Lebensjahr, ab 2021 für alle, die das 45. Lebensjahr erreicht haben. Es werden 20 neue Vollzeitstellen (VK) geschaffen, um Entlastungsstage zu ermöglichen.

2. Verbesserung: 300 bis 500 Euro brutto als monatliche Zulage für Pflegefachkräfte im Mobil-Team
   Mobil-Team nennt das Klinikum Region Hannover das, was vielerorts auch Springerpool heißt. Springerpools werden immer häufiger, gerade in großen Häusern. Sie sind ein attraktiver Arbeitsbereich für alle, die sich flexiblere Arbeitszeiten wünschen und denen ein festes Team nicht ganz so wichtig ist. Mit dieser Maßnahme steht das KRH nicht völlig allein da: Im Klinikum Frankfurt Höchst etwa gibt es Prämien bis zu 20 % für Pflegefachpersonen, die im Springerpool arbeiten.

---

[15] https://www.krh.de/das-krh/aktuelle-meldungen/verdi-und-klinikum-region-hannover-einigen-sich

3. Verbesserung: 100 mehr Stellen für das Mobil-Team
Das Mobil-Team gibt es seit Anfang 2019, bisher sind 39 Pflegefachkräfte im Mobil-Team beschäftigt, davon 29 in Vollzeit. Noch einmal 100 Vollzeitstellen kommen jetzt durch den Tarifvertrag hinzu. Das Mobil-Team sei besonders attraktiv für alleinerziehende Mütter oder betreuende Angehörige. Sie können ihre Arbeitszeiten nach eigenen Wünschen genau definieren, sagte der für Personal zuständige Geschäftsführer Michael Born bei der Präsentation des Tarifvertrags.

4. Verbesserung: 75 Euro brutto pro Schicht für besondere Dienste
Auch das Aushelfen auf einer anderen Station wird jetzt im KRH honoriert und zwar mit 75 Euro. Im Uniklinikum Jena werden die »Joker-Dienste«, wie das Aushelfen in anderen Arbeitsbereichen auch genannt wird, jeweils mit einem Belastungspunkt honoriert. Ab vier Belastungspunkten erhält der Mitarbeiter dann im übernächsten Dienstplanungszeitraum eine bezahlte Freischicht als Belastungsausgleich. Verdi hat diese Maßnahme bereits in Tarifverträgen 15 verschiedener Kliniken in Deutschland integriert.

5. Verbesserung: 150 % Ausgleich für »Holen aus dem Frei«
Grundsätzlich soll das Einspringen aus dem Frei reduziert werden, passiert es doch, gibt es einen finanziellen Bonus von 150 %, sprich, mehr als die doppelte Bezahlung. Es gibt auch andere Krankenhäuser, die inzwischen einen Ausgleich zahlen, es ist von Summen zwischen 70 und 100 zu hören. Der Ausgleich am KRH dürfte damit einer der großzügigsten sein.

6. Verbesserung: mehr Ausbildungsqualität
Mit Blick auf den Fachkräftemangel wundert es nicht, dass auch die Verbesserung der Ausbildungsqualität Teil des Tarifvertrages ist. Gerade bei frisch übernommenen Schülerinnen und Schülern verzeichnet das KRH eine hohe Abbruchquote. Auf Nachfrage nannten die Abbrecher die unzureichende Praxisanleitung und eine nicht ausreichende Einarbeitung als Gründe für den Austritt. Hier will das Klinikum gegensteuern. 30 zusätzliche Vollzeitstellen, jährliche Entwicklungsdialoge und strukturierte Einarbeitungsphasen sollen einen »sanften« Einstieg in die Arbeit auf den Stationen ermöglichen.

200 neue Stellen in der Pflege
Der Tarifvertrag »Entlastung« hat eine Laufzeit von zwei Jahren und gilt ab Januar 2020. Insgesamt sollten 200 zusätzliche Stellen geschaffen werden – nicht nur im Pool und bei den Praxisanleitern:

30 weitere VK, um »keine Schicht allein« zu ermöglichen – 20 VK für besonders belastete Bereiche
KRH-Geschäftsführer Born zeigte sich bei der Präsentation entschlossen: »Wir müssen es schaffen, den Ausstieg aus dem System zu beenden.« Sorge, dass die 200 neu ausgeschriebenen Stellen nicht besetzt werden könnten, haben KRH und Verdi (bei der Präsentation vertreten durch den Landesleiter Detlef Ahting) nicht.

400 % mehr Bewerber durch originelle Kampagne?
Die seit 2019 laufende KRH-Recruiting Kampagne mit dem Slogan »Wir sind Spießer, Abenteurer und Lebenskünstler« läuft sehr erfolgreich. »Wir haben so viel Zulauf wie noch nie«, freut sich Geschäftsführer Born. Die Anzahl der Bewerbungen sei um 400 Prozent gestiegen, über 100 Vollzeitkräfte wurden 2019 eingestellt. Und Verdi-Sprecher Athing ist sicher: »Wir beschreiten mit diesem Vertrag komplett neue Wege in der Tariflandschaft. Das spricht sich rum.«[16]

8.4 Beachten Sie die Wünsche älterer Praxisanleiter*innen

Viele Aspekte, die Olav Sehlbach benennt, spiegeln sich in den Wünschen und Bedürfnissen vieler Pflegender wieder. So habe ich auf den nächsten zwei Seiten einen kleinen Auszug von Bedürfnissen zusammengestellt, die eine Gruppe von älteren Praxisanleiter*innen geäußert haben:

Cordula R. (52): *»Ich wünsche mir eine aktive Gesundheitsförderung. Zum Beispiel Ressourcen-nutzend Massagen oder krankengymnastische Behandlungen für schon erkrankte Mitarbeiter*innen, aber auch als Prävention. Am besten während der Arbeitszeit, oder auch direkt danach.«*

---

[16] Der Text stammt von Evelyn Griep/kig – ich bedanke mich für die Abdruckerlaubnis

Claudia H. (61)
- »Pausenzeiten gewährleisten,
- mehr Praxistage,
- transparente Planung,
- eine Einspringprämie,
- Freistellung für Aufgaben,
- Sonderzahlungen,
- mehr Sicherheit, z. B. Pieper für den Nachtdienst.«

Anne M. (54)
- »Bessere Rahmenbedingungen schaffen,
- Wertschätzung aller Berufsgruppen,
- Bonuszahlungen.

Melanie F. (48)
- »Mehr Transparenz der Geschäftsführung,
- Mitarbeiterparkplätze schaffen,
- mehr Berufskleidung und Schuhe,
- vielleicht auch eine persönliche Wertschätzung bei besonderer Leistung,
- Lohnerhöhung bei jeder Weiterbildung,
- Entspannungs-/Massage Angebote.«

Jörg K. (56)
- »Mehr Personal,
- Lohnerhöhung bei jeder Weiterbildung,
- Wertschätzung vom Arbeitgeber.«

Maria N. (54)
- »Explizit an das Pflegepersonal gerichtetes Dankeschön (z. B. Brief),
- flexiblere Dienstmodelle, z. B. für Mütter oder Studierende,
- Bonuszahlungen fürs Einspringen,
- regelmäßige Stimmungsabfragen auf den Stationen, z. B. Umfragen,
- Vergünstigungen, wie z. B.
  - Yoga,
  - Massagen,
  - Physiotherapie.«

Roswitha K. (56)
- »Sonderaufgaben schätzen und entlohnen,
- Gespräche vor Beschlüssen,
- Machtgehabe reduzieren,
- bei Reduzierung fester Tage Transparenz.«

Ralf O. (52)
- »Einspringprämie (z. B. 30 Euro bei kurzfristigem Einspringen),
- bessere Gesundheitsfürsorge/Prävention (z. B. Fitnessstudio Mitbeteiligung, Physios, zeitweise eigens für Mitarbeiter*innen),
- attraktive Aufenthaltsräume (z. B. Bereitschaftszimmer, die nicht muffig riechen).«

Mirja V. (50)
- »Pausenzeiten sicher gewährleisten,
- mehr Urlaubstage nach Alter,
- nicht mehr als zwei Patienten pro Pflegefachkraft auf der Intensivstation betreuen.«

Birgit S. (53)
- »Die Überlastung auf den Stationen ist ein Problem für die Mitarbeiter*innen und beeinflusst die Psyche der Mitarbeiter*innen.
- Mitarbeiter*innen loben!
- Mehr Gehalt oder eine andere Gehaltsstufe für Weiterbildungen.«

Lena D. (51)
- »Mehr Freizeiten nach den Nachtdiensten,
- zusätzliche Qualifikationen besser vergüten,
- mehr Freizeit nach den Nachtdiensten, ohne als Vollzeitkraft ins Minus zu rutschen,
- bessere Bezahlung für die Rufdienste,
- Physio für die Mitarbeiter*innen.«

Bianca L. (49)
- »Schönere Pausenräume,
- Förderung von Sportprogrammen (z. B. finanzielle Unterstützung),
- In gewissen Zeiten (z. B. Mitarbeitende mit kleinen Kindern oder pflegebedürftigen Eltern) einfacher den Arbeitsumfang anpassen zu können (Flexibilität in den Arbeitszeiten).
- Wenn jemand in der Freizeit einspringt, eine bessere Entlohnung.
- Loben und positives Feedback!«

> Diese Wünsche und Ideen habe ich von einer Gruppe Praxisanleiter*innen erhalten. Viele der Bedürfnisse ähneln sich und nach meinem Dafürhalten nicht schwer umzusetzen.

8.5 So geht's auch: ein Pilotprojekt

Wie es auch anders geht, durfte ich mit einer Gruppe von Praxisanleiter*innen vor acht Jahren erleben. Als ich in einem Pilotprojekt mitwirken konnte, habe ich sofort zugesagt. Die Idee dabei war es, Praxisanleiter*innen in einem Klinikverbund regelmäßig fortzubilden, z. B. im Bereich Kommunikation/Kritikgespräche mit Auszubildenden und das in Rollenspielen zu üben.

Die Gruppe, damals aus zehn Teilnehmer*innen bestehend, begeisterte mich sofort. Die Offenheit, der Ideenreichtum und die hohe Motivation beflügelten die Gruppe regelrecht. Sie entwickelte viele eigene Beispiele, erprobte sich in Rollenspielen und berichtete mit Begeisterung aus der praktischen Arbeit mit den Auszubildenden. Innerhalb eines halben Jahres wurden aus den zehn Praxisanleiter*innen 15 Teilnehmer*innen.

Im Auswertungsgespräch mit den Pflegedirektoren berichtete ich von dem hohen Engagement der Gruppe, die aus einigen jüngeren und vielen älteren Mitarbeiter*innen bestand. Mein Vorschlag, dieses Engagement einmal zu wertzuschätzen, fand sehr schnell Anklang. *»Ja, einen schönen Nachmittag in der Krankenhauscafeteria mit einem tollem Essen und Eis im Nachgang, wäre doch eine prima Idee«*, meinte der Pflegedirektor. Die Idee war sicherlich schon einmal ein Anfang, doch ich dachte eher einen ganzen Tag in einem schönen Hotel, mit Empfang, persönlicher Ansprache, Sektempfang sowie einem Geschenk für alle Praxisanleiter*innen. Nach anfänglicher Skepsis fanden wir sofort einen gemeinsamen Termin und ich fand es hervorragend, dass der Pflegedirektor innerhalb dieses Meetings sofort nach geeigneten Räumlichkeiten suchte.

Dieser Tag, der mit einer Zauberschau endete, war für alle Beteiligten ein tolles Erlebnis. Mit allen Mitarbeiter*innen und den Pflegedirektoren zweier Häuser wurden in einem ganz anderen Rahmen Gespräche geführt, persönliche Dinge geklärt und auch von Pflegedirektion zugehört. Diese Tage wurden einmal im Jahr umgesetzt und fanden einen großen Anklang. Inzwischen wuchs die Gruppe auf 30 Praxisanleiter*innen an.

Dann hatte der Pflegedirektor die Idee, doch mit der ganzen Gruppe zwei Tage in einem Seminarhaus zu verleben. Eine grandiose Idee! Nach langer Suche fanden wir jedoch keine ansprechenden Räumlichkeiten und so wurden aus dem Seminarhaus zwei Tage in einem gemütlichen Hotel mit Sektempfang, einer Planwagentour und tollen Gesprächen bei einem Cocktail am Abend.

Die Praxisanleiter*innen genossen diese zwei Tage sehr, sowie die Möglichkeit, Dinge anzusprechen, sich gegenseitig besser kennenzulernen und auch die Pflegedirektoren außerhalb des Krankenhauses zu erleben. So war die Rückmeldung der Pflegedirektoren: *»Es waren zwei sehr bereichernde Tage und zeigt noch einmal, wie wichtig der Austausch mit allen Praxisanleiter*innen ist, was ja leider durch fehlende Zeitressourcen im Krankenhausalltag viel zu kurz ist. Nun kann ich verstehen, wenn der Satz fällt, die neue Schülerge-*

neration oder andere Anleitungsprozesse sind nötig usw. Diese zwei Tage sind so wichtig für den gemeinsamen Austausch, aber auch für die zwischenmenschliche Vernetzung unserer Praxisanleiter*innen mit uns.«

Wenige Wochen später erhielt ich einen Anruf des Pflegedirektors: »Frau Koslowski, wir haben uns überlegt, wir sollten dringend etwas für unsere Pflegekräfte 50+ und 60+ anbieten; wir dachten an einen tollen Tag im Hotel, haben Sie vielleicht Zeit diesen Tag zu moderieren?« Ich habe mich sehr gefreut, auf die Moderation und die Zusammenarbeit, aber insbesondere, dass diese Idee von den Pflegedirektoren kam, nun auch die Generation 50+ und 60+ zu würdigen und zu wertschätzen! Das ist ein Beispiel, das gerne von anderen Häusern und Unternehmen aufgegriffen werden darf.

8.6 Betriebliches Gesundheitsmanagement für Pflegekräfte 50+

Die Beschäftigten in der Pflege waren noch nie so oft krankgeschrieben wie in den vergangenen Jahren. Drei von vier Arbeitnehmerinnen und Arbeitnehmern, die professionell pflegen, haben sich 2022 mindestens einmal arbeitsunfähig gemeldet. Insgesamt fielen sie an 8,8 %aller Arbeitstage aus, so oft wie nie zuvor.2021 hatte dieser Anteil noch bei 7,2 % und vor elf Jahren sogar bei 6,1 % gelegen. Damit ist der Krankenstand in der Pflege in den vergangenen elf Jahren um 44,2 %gestiegen. Das zeigt eine aktuelle Analyse der Arbeitsunfähigkeitsdaten des AOK-Verbandes.[17]

Die Aufgabe sollte hier sein, die psychosoziale und mentale Gesundheit von Mitarbeiter*innen zu unterstützen. Bedingt durch einen immer schnelleren Wandel benötigen Mitarbeiter*innen Angebote, die sie frei wählen können und die auch in Zeiten gewährleistet werden, in denen ein Mensch noch aufnahmefähig ist!

---

[17] https://www.aok.de/pp/bv/pm/krankenstand-pflege-2022/

8.6.1 Warum es betriebliches Gesundheitsmanagement und Angebote der Gesundheitsförderung braucht

Die psychosozialen Herausforderungen nehmen nicht nur in Dienstleistungsberufen zu, sodass die Gesundheit von Mitarbeiter*innen gefährdet ist. Schnelle Wechsel in den Aufgaben, ständige Erreichbarkeit und der Umgang mit innerbetrieblichen Veränderungen, sind zentrale Belastungsfaktoren. Im Pflegealltag kommen noch der Umgang mit emotional schwierigen Themen und die damit verbundene emotionale Kontrolle hinzu.

In einer Zeit, in der die Bevölkerung weltweit altert und der Bedarf an qualifizierten Pflegekräften steigt, gewinnt das betriebliche Gesundheitsmanagement (BGM) eine zunehmend wichtige Rolle, insbesondere für Pflegekräfte 50+. Diese Gruppe spielt eine entscheidende Rolle im Gesundheitswesen, ist jedoch auch einer Vielzahl von Gründen besonderen beruflichen Belastungen und Gesundheitsrisiken ausgesetzt. Daher ist es von entscheidender Bedeutung, dass ihr Wohlbefinden und ihre Gesundheit am Arbeitsplatz priorisiert werden, in Bezug auf die Herausforderungen und Lösungsansätze für ein effektives betriebliches Gesundheitsmanagement für Pflegekräfte 50+.

8.6.2 Herausforderungen für Pflegekräfte 50+

Pflegekräfte 50+ haben viele Jahre lang Raubbau mit ihrer Gesundheit getrieben und stehen immer wieder vor neuen beruflichen Herausforderungen, die sich häufig negativ auf ihre Gesundheit und ihr Wohlbefinden auswirken können. Eine der größten Herausforderungen ist die physische Belastung des Berufs. Das tägliche Lagern, Heben, Drehen von Patient*innen sowie die langen Arbeitsstage im Schichtdienst können zu massiven Muskel- und Gelenkproblemen führen und zu chronischen Schmerzen entarten, was die Arbeitsfähigkeit im Berufsalltag stark beeinträchtigt.

Ein weiteres Problem ist die hohe Arbeitsbelastung und Zeitknappheit, die viele Pflegekräfte 50+ erleben. Die steigende Anzahl von Patient*innen und die bürokratischen Anforderungen im Gesundheitswesen führen oft zu Überlastung und Stress. Dies kann zu Schlafstörungen, Müdigkeit und einem erhöhten Risiko für chronische Krankheiten wie Herz-Kreislauf-Erkrankungen und Diabetes führen.

Darüber hinaus sind ältere Pflegekräfte oft einer hohen emotionalen Belastung ausgesetzt. Der Umgang mit schwer kranken oder sterbenden Patienten, der Stress im Arbeitsumfeld und die hohe Verantwortung können zu Burn-out, Angstzuständen und Depressionen führen. Diese psychischen Belastungen können die Lebensqualität der Pflegekräfte und ihre Arbeitsfähigkeit beeinträchtigen.

Ein ganzheitliches BGM sollte daher auch Maßnahmen zur psychischen Gesundheitsförderung umfassen, wie zum Beispiel Zugang zu Beratungsangeboten, Stressbewältigungsprogrammen und regelmäßigen Teamgesprächen.

> Ein effektives BGM kann dazu beitragen, Risiken zu mindern, indem u. a. es ergonomische Arbeitsplatzgestaltung, regelmäßige Pausen und angemessene Arbeitszeiten fördert.

Ein effektives betriebliches Gesundheitsmanagement kann dazu beitragen, die Gesundheit und das Wohlbefinden älterer Pflegekräfte zu erhalten und zu fördern. Ein wichtiger Ansatz ist die Förderung einer ergonomischen Arbeitsumgebung. Dies umfasst die Bereitstellung von Hilfsmitteln wie Hebebühnen und Rutschmatten, um das Heben und Umlagern von Patienten zu erleichtern, sowie die Gestaltung von Arbeitsstationen, die den individuellen Bedürfnissen älterer Pflegekräfte entsprechen.

Darüber hinaus ist die Förderung der psychischen Gesundheit ein wichtiger Bestandteil des BGM. Dies kann durch die Bereitstellung von psychologischer Beratung, Stressbewältigungsprogrammen und regelmäßigen Teamgesprächen erreicht werden. Arbeitgeber sollten auch ein unterstützendes Arbeitsumfeld fördern, in dem Mitarbeiter sich gegenseitig unterstützen und ihre Erfahrungen austauschen können.

Des Weiteren spielt die Förderung eines gesunden Lebensstils eine wichtige Rolle im BGM für ältere Pflegekräfte. Regelmäßige Bewegung, eine ausgewogene Ernährung und ausreichend Schlaf sind entscheidend, um die Gesundheit und das Wohlbefinden im Alter zu erhalten. Arbeitgeber können dies unterstützen, indem sie Gesundheitsförderungsprogramme anbieten, wie zum Beispiel Fitnesskurse, gesunde Mahlzeiten im Personalrestaurant und flexible Arbeitszeiten, um die Work-Life-Balance zu verbessern.

Arbeitgeber können auch Gesundheitsförderungsprogramme anbieten, wie z. B. Fitnesskurse, Raucherentwöhnungsprogramme und Screenings zur Früherkennung von Krankheiten.

Die Gesundheit und das Wohlbefinden älterer Pflegekräfte sind von entscheidender Bedeutung für ihre Arbeitsfähigkeit und Zufriedenheit am Arbeitsplatz. Durch die Umsetzung von Tipps zur physischen und emotionalen Gesundheit sowie Übungen zur Stärkung des Geistes können ältere Pflegekräfte ihre Gesundheit und Arbeitsfähigkeit verbessern und langfristig erhalten. Es ist wichtig, dass sie sich selbst Priorität einräumen und für ihre eigene Gesundheit und ihr Wohlbefinden sorgen, um weiterhin effektiv in der Pflegepraxis tätig sein.

Insgesamt ist ein effektives betriebliches Gesundheitsmanagement unerlässlich, um die Gesundheit und das Wohlbefinden älterer Pflegekräfte zu erhalten und zu fördern. Durch ergonomische Arbeitsbedingungen, psychische Gesundheitsförderung und die Förderung eines gesunden Lebensstils können Arbeitgeber dazu beitragen, dass ältere Pflegekräfte auch im fortgeschrittenen Berufsleben gesund und leistungsfähig bleiben.

8.6.3 Tipps und Übungen für Pflegekräfte 50+ (auch für Führungskräfte!)

Pflegekräfte 50+ stehen vor einigen einzigartigen Herausforderungen am Arbeitsplatz, sei es physische Belastungen, emotionale Herausforderungen oder Stress. In diesem Kapitel möchte ich verschiedene Tipps und Übungen vorgestellt, die ältere Pflegekräfte dabei unterstützen können, ihre Gesundheit und ihr Wohlbefinden zu verbessern und ihre Arbeitsfähigkeit zu erhalten.

Tipps zur physischen Gesundheit
Ergonomische Arbeitsplatzgestaltung: Stellen Sie sicher, dass Ihr Arbeitsplatz ergonomisch gestaltet ist, um Belastungen und Verletzungen zu minimieren. Verwenden Sie beispielsweise Hilfsmittel wie Hebebühnen und Rutschmatten, um das Heben und Umlagern von Patienten zu erleichtern.

Regelmäßige Pausen: Nehmen Sie sich regelmäßig kurze Pausen, um sich zu erholen und zu entspannen. Stehen Sie auf, gehen Sie herum und machen Sie einige Dehnübungen, um die Durchblutung zu fördern und Verspannungen zu lösen.

Körperliche Aktivität: Integrieren Sie regelmäßige körperliche Aktivität in Ihren Alltag, um Ihre Gesundheit und Fitness zu verbessern. Gehen Sie spazieren, machen Sie Yoga oder besuchen Sie Fitnesskurse, um Ihren Körper zu stärken und zu mobilisieren.

Rücken- und Gelenkpflege: Achten Sie auf eine gute Körperhaltung und verwenden Sie ergonomische Hilfsmittel, um Belastungen auf Rücken und Gelenke zu reduzieren. Machen Sie regelmäßig Übungen zur Stärkung von Rücken- und Bauchmuskulatur, um Ihre Wirbelsäule zu stabilisieren und Schmerzen vorzubeugen.

Tipps zur körperlichen Selbstfürsorge
- Gesunde, ausgewogene Ernährung
- Ausreichend schlafen
- Regelmäßig essen (3x am Tag)
- Sport (schwimmen, joggen, reiten, Volleyball, Fußball, spazieren gehen, Yoga, Pilates, etc.)
- Meditation & Entspannungsübungen
- Nicht arbeiten, wenn Sie krank sind
- Regelmäßige medizinische Versorgung & Akut-Vorsorge wenn nötig
- Urlaub nehmen, Kurze Ausflüge, Städtetrips, etc. machen
- Kreative Aktivitäten (Theater spielen, Singen, Tanzen, Malen, etc.)
- Wellness (z. B. Spa-Besuche, Sauna, Massagen, etc...)

Tipps zur emotionalen Gesundheit
Stressbewältigung: Lernen Sie verschiedene Stressbewältigungstechniken kennen, wie z. B. Atemübungen, Meditation oder progressive Muskelentspannung, um Stress abzubauen und innere Ruhe zu finden.

Selbstfürsorge: Nehmen Sie sich Zeit für sich selbst und pflegen Sie Ihre eigenen Bedürfnisse. Machen Sie Dinge, die Ihnen Freude bereiten, wie z. B. Lesen, Spaziergänge in der Natur oder Treffen mit Freunden.

Unterstützung suchen: Suchen Sie bei Bedarf professionelle Unterstützung von einem Therapeuten oder Berater, um Ihre emotionalen Herausforderungen zu bewältigen. Sprechen Sie auch mit Kollegen oder Freunden über Ihre Gefühle und Erfahrungen, um sich zu entlasten.

Tipps zur emotionalen Selbstfürsorge
- Lachen Sie, am besten so viel Sie können.
- Verbringen Sie Zeit mit Menschen, die Ihnen gut tun.
- Tauschen Sie sich mit Freunden, Familienangehörigen, Kollegen, etc. aus.
- Belohnen Sie sich selbst (z. B. mit einem schönen Essen, einem Eis, einem guten Buch, einem Spaziergang, einer Weiterbildung, einem Urlaub, etc.).
- Lesen Sie ihr Lieblingsbuch nochmal oder schauen Sie Ihren Lieblingsfilm.
- Weinen Sie, erlauben Sie es sich traurig, zu sein.
- Verbringen Sie Zeit mit Kindern und Tieren.

Tipps zur Selbstfürsorge am Arbeitsplatz
- Machen Sie Pause(n).
- Setzen Sie grenzen (bei Kollegen oder auch Ihrem Vorgesetzen).
- Achten Sie auf Ihre Bedürfnisse.
- Nehmen Sie sich Zeit fürs Essen & Trinken.
- Tauschen Sie sich mit Kollegen aus.

Übungen zur Stärkung des Geistes
Mentales Training: Halten Sie Ihren Geist aktiv, indem Sie regelmäßig mentale Übungen durchführen, wie z. B. Rätsel lösen, Gedächtnisspiele spielen oder neue Fähigkeiten erlernen.

Achtsamkeit: Praktizieren Sie Achtsamkeit und bewusstes Sein im gegenwärtigen Moment, um Stress abzubauen und Ihre geistige Gesundheit zu fördern. Nehmen Sie sich Zeit für Meditation oder einfache Atemübungen, um Ihre Gedanken zur Ruhe zu bringen und inneren Frieden zu finden.

Weiterbildung: Fordern Sie sich selbst heraus, indem Sie neue Dinge lernen und Ihr Wissen erweitern. Besuchen Sie Seminare, Workshops oder Online-Kurse zu Themen, die Sie interessieren, um geistig fit zu bleiben und Ihr berufliches Wissen zu aktualisieren.

Übungen für die psychische Selbstfürsorge
- Verbringen Sie Zeit in der Natur.
- Nehmen Sie sich Zeit für sich (z. B. für Selbstreflexion, Tagträumen, etc.).
- Schreiben Sie Tagebuch.
- Belastungen reduzieren (Nein sagen, Aufgaben delegieren, Zeitmanagement überarbeiten; etc.).
- Lesen Sie etwas, was nicht mit der Arbeit zu tun hat.
- Gönnen Sie sich einen freien Tag (oder mind. 1 Stunde am Tag) nur für sich.
- Suchen Sie neue geistige Impulse (besuchen Sie z. B. ein Museum oder eine Ausstellung, Theater, etc.).

8.7 Teammanagement: Warum Pflegekräfte 50+ für das Team so wichtig sind

In der Gesundheitsbranche spielen Pflegekräfte eine entscheidende Rolle bei der Betreuung und Unterstützung von Patienten. Insbesondere Pflegekräfte 50+ bringen eine Fülle von Erfahrungen, Fähigkeiten und Wissen mit, die für das Team von unschätzbarem Wert sind!

8.7.1 Erfahrung und Fachwissen

Pflegekräfte 50+ verfügen oft über langjährige Berufserfahrung und ein breites Fachwissen in der Pflegepraxis. Sie haben in ihrer Karriere eine Vielzahl von Situationen erlebt und gemeistert und können daher wertvolle Einsichten und Ratschläge für jüngere Teammitglieder bieten. Ihre Erfahrung kann dazu beitragen, dass das Team effektiver arbeitet, indem sie bei der Bewältigung von Herausforderungen und der Entwicklung von Lösungen unterstützen.

Dieses Fachwissen wird sehr häufig von jüngeren Kollegen wahrgenommen. So sagte Mirja H. (28) in dem Seminar »Pflegekräfte 50+ versus Generation Y« zu einer älteren Teilnehmerin: »*Ich zieh den Hut vor den älteren Pflegekräften. 30 Jahre in der Pflege zu arbeiten, Vollzeit! Das würde ich nicht schaffen und Du wirkst immer noch so motiviert, das bewundere ich total!*« Ich fand es großartig, dass Mirja das ausgesprochen hat und die Wertschätzung die sie der älteren Kollegin im Seminar entgegenbrachte.

8.7.2 Stabilität und Zuverlässigkeit

Ältere Pflegekräfte bringen oft eine hohe Stabilität und Zuverlässigkeit in das Team ein. Sie haben in der Regel eine reife Perspektive entwickelt und sind in der Lage, auch in stressigen Situationen ruhig und gelassen zu bleiben. Diese Stabilität kann dazu beitragen, ein positives Arbeitsumfeld zu schaffen und das Team durch schwierige Zeiten zu führen.

Die Zuverlässigkeit wurde auch von zwei jungen Physiotherapeuten in einem Seminar betont. Hendrik (25) und Jan (27) sagten: »*Unsere Leitung ist 61 Jahre alt und gehört nicht zum alten Eisen! Den Weitblick, den sie in ihrem Alter hat und die Gelassenheit im Umgang mit manchmal nicht so einfachen Patienten bewundern wir. Sie ist unser ganz großes Vorbild!*« Das hat so manch einen Seminarteilnehmer sehr berührt und mich auch!

8.7.3 Mentoring und Weiterbildung

Pflegekräfte 50+ können eine wichtige Rolle als Mentoren und Ausbilder*innen für jüngere Teammitglieder spielen. Sie können ihr Fachwissen und ihre Erfahrungen weitergeben und dazu beitragen, dass junge Pflegekräfte sich in ihrer Rolle entwickeln und wachsen. Durch Mentoring und Weiterbildung können ältere Pflegekräfte dazu beitragen, dass das Team langfristig erfolgreich bleibt und sich weiterentwickelt.

Mechthild G. (57), Teilnehmerin eines Führungskräftecoaching sagte: »*Ich freue mich jeden Tag, wenn ich als Stationsleitung mein Wissen weiter geben kann und erlebe, wie meine jüngeren Kolleginnen meine Erfahrung annehmen und ich im Gegenzug von Ihnen profitieren kann. Diese Entwicklung zu sehen, macht so viel Freude und motiviert mich jeden Tag. Es ist ein Miteinander und kein Gegeneinander und das stärkt uns als Team!*«

8.7.4 Kontinuität und Beständigkeit

Ältere Pflegekräfte bringen oft eine Kontinuität und Beständigkeit in das Teammanagement ein. Sie haben oft über viele Jahre in der gleichen Einrichtung gearbeitet und kennen daher die Abläufe, Prozesse und Patienten sehr gut. Diese Kontinuität kann dazu beitragen, dass das Team effizienter arbeitet und eine qualitativ hochwertige Versorgung der Patienten sicherstellt.

Die Auszubildende Verena (19), die ich in einem Validationsseminar erleben durfte, sagte über ihren fachpraktischen Einsatz über eine Mitarbeiterin: »*Das find ich echt krass! Die Schwester Herta ist schon 39 Jahre auf der gleichen Station, das ist unglaublich. Würde ich nie aushalten! Nie was anderes zu sehen! Die wollte nie woanders hin. Was aber voll irre war: Die konnte sich in einer Geschwindigkeit nach ihrem freien Wochenende die Namen von allen neuen Patienten merken, den Vornamen und die Zimmernummer, das konnte ich noch nicht einmal nach zwei Wochen auf der Station! Und alle Medikamente hat sie mir erklärt.*«

> **Fazit** — Unerlässlich für ein gutes Teammanagement
>
> Insgesamt sind Pflegekräfte 50+ für das Teammanagement in der Gesundheitsbranche von unschätzbarem Wert. Ihre langjährige Erfahrung, ihre Stabilität und Zuverlässigkeit, ihre Rolle als Mentor*innen und Ausbilder*innen sowie ihre Kontinuität und Beständigkeit tragen dazu bei, dass das Team effektiv arbeitet und qualitativ hochwertige Pflegeleistungen erbringt. Daher ist es wichtig, ihre Beiträge zu würdigen und sie aktiv in das Teammanagement einzubeziehen.

9 Die kompetente und wertschätzende Führung von Pflegekräften 50+

Die Führung von Pflegekräften 50+ erfordert besondere Aufmerksamkeit und Fähigkeiten, um ihre Erfahrungen und Kompetenzen optimal zu nutzen und sie gleichzeitig angemessen zu wertschätzen.

9.1 Wertschätzung der Erfahrung und Kompetenz

Eine kompetente und wertschätzende Führung beginnt mit der Anerkennung der Erfahrung und Kompetenz, die Pflegekräfte 50+. Sie haben oft jahrzehntelange Erfahrung in der Pflegepraxis gesammelt und verfügen über ein breites Fachwissen und eine Vielzahl von Fähigkeiten. Es ist wichtig, ihre Beiträge zu würdigen und ihnen die Möglichkeit zu geben, ihr Wissen und ihre Erfahrungen einzubringen.

9.2 Einbeziehung in Entscheidungsprozesse

Ältere Pflegekräfte sollten aktiv in Entscheidungsprozesse einbezogen werden, die ihr Arbeitsumfeld betreffen. Dies bedeutet, ihre Meinungen und Perspektiven zu berücksichtigen und sie in die Gestaltung von Arbeitsabläufen, -prozessen und -richtlinien einzubeziehen. Durch ihre langjährige Erfahrung können sie wertvolle Einblicke und Ideen liefern, die dazu beitragen können, die Qualität der Pflegeleistungen zu verbessern und das Arbeitsumfeld für alle Mitarbeiter zu optimieren.

9.3 Unterstützung bei beruflicher Entwicklung und Weiterbildung

Führungskräfte sollten ältere Pflegekräfte bei ihrer beruflichen Entwicklung und Weiterbildung unterstützen. Dies kann die Bereitstellung von Fort- und Weiterbildungsangeboten umfassen, die auf die spezifischen Bedürfnisse älterer Pflegekräfte zugeschnitten sind. Es ist wichtig sicherzustellen, dass ältere Pflegekräfte Zugang zu den Ressourcen und Möglichkeiten haben, die sie benötigen, um ihre Fähigkeiten und Kenntnisse zu erweitern und auf dem neuesten Stand zu halten.

9.4 Förderung von Work-Life-Balance und Wohlbefinden

Eine kompetente und wertschätzende Führung beinhaltet auch die Förderung einer gesunden Work-Life-Balance und des allgemeinen Wohlbefindens älterer Pflegekräfte. Dies kann die Bereitstellung von flexiblen Arbeitszeiten, Unterstützung bei der Kinderbetreuung und anderen Familienverpflichtungen sowie die Förderung von Maßnahmen zur Stressbewältigung und Selbstfürsorge umfassen. Indem Führungskräfte ein unterstützendes Arbeitsumfeld schaffen, können sie dazu beitragen, dass ältere Pflegekräfte gesund, motiviert und engagiert bleiben.

> **Fazit** — **Entscheidend für Wohlbefinden und Arbeitszufriedenheit**
>
> Eine kompetente und wertschätzende Führung ist entscheidend für das Wohlbefinden und die Arbeitszufriedenheit älterer Pflegekräfte. Durch die Anerkennung ihrer Erfahrung und Kompetenz, die Einbeziehung in Entscheidungsprozesse, die Unterstützung bei der beruflichen Entwicklung und Weiterbildung sowie die Förderung von Work-Life-Balance und Wohlbefinden können Führungskräfte dazu beitragen, dass ältere Pflegekräfte ihr volles Potenzial entfalten und einen wertvollen Beitrag zur Pflegebranche leisten.

9.5 Die sieben Geheimnisse des gesunden Führens für Pflegekräfte 50+

Die Führung von Pflegekräften 50+ erfordert besondere Fähigkeiten und Strategien, um ihre Gesundheit, Zufriedenheit und Produktivität am Arbeitsplatz zu fördern. Die sieben Geheimnisse des gesunden Führens für Pflegekräfte 50+ sollten die Grundvoraussetzung sein, die Führungskräften in der Gesundheitsbranche helfen kann, eine positive Arbeitsumgebung zu schaffen und das Wohlbefinden älterer Pflegekräfte zu unterstützen.

9.5.1 Geheimnis 1: Anerkennung und Wertschätzung

Das erste Geheimnis des gesunden Führens ist die Anerkennung und Wertschätzung älterer Pflegekräfte für ihre Erfahrung, Kompetenz und ihr Engagement. Es ist wichtig, ihre Beiträge zu würdigen und ihnen regelmäßig Feedback zu geben, um die Motivation und Arbeitszufriedenheit zu fördern.

Lene W. (58), Pflegedienstleitung einer Senioreneinrichtung im Ruhrgebiet
Lene W. berichtete im Führungskräftecoaching, dass die Mitarbeiter*innen immer wieder über mangelnde Wertschätzung im Unternehmen sprachen. Sie sagte: »Ich habe mir viele Gedanken dazu gemacht und lange mit der Geschäftsführung überlegt, was wir im Haus verändern können. In einer Umfrage mit allen Mitarbeitern standen an erster Stelle:
- Authentische Lob für geleistete Arbeit,
- Bonuszahlungen fürs Einspringen,
- einen Tag extra Urlaub.

In Zusammenarbeit mit der Unternehmensführung haben wir Folgendes umgesetzt. Als Pflegedienstleitung gehe ich nun einmal die Woche auf alle Stationen und spreche die einzelnen Mitarbeiter*innen an und danke für die geleistete Arbeit. Ich nehme mir Zeit, in der Stationsküche mit allen einen Kaffee zu trinken und nehme erst einmal nur wahr, wie es allen Anwesenden geht. Der Punkt Bonuszahlungen: Mitarbeiter*innen, die zweimal im Monat einspringen, bekommen einen Gutschein im Wert von 50 Euro entweder als Tankgutschein oder für eine Parfümerie oder das das Schwimmbad im Ort. Es ist sehr gut angenommen worden. Seit letztem Jahr bekommt jede Mitarbeiterin am Geburtstag einen zusätzlichen Tag frei.«

9.5.2 Geheimnis 2: Einbeziehung in Entscheidungsprozesse

Das zweite Geheimnis ist die Einbeziehung älterer Pflegekräfte in Entscheidungsprozesse, die ihr Arbeitsumfeld betreffen. Durch die Berücksichtigung ihrer Meinungen und Perspektiven können Führungskräfte sicherstellen, dass die Bedürfnisse älterer Pflegekräfte angemessen berücksichtigt werden und dass sie sich als geschätzte Mitglieder des Teams fühlen.

Claudia G. (54), Stationsleitung einer chirurgischen Station
»Meine Mitarbeiter*innen waren sehr unzufrieden mit dem Ablauf im Stationsalltag. Einige fühlten sich durch die täglichen Veränderungen der Visitenzeiten unserer Chirurgen überfordert. In einer Teamsitzung mit den Ärzt*innen haben wir geklärt, dass wir auch eine Planungssicherheit im Alltag benötigen und so konnten wir uns darauf einigen, dass die Visitenzeiten um 09:00 Uhr anfangen und nicht immer wieder zwischendurch. Das ist sicherlich nicht immer umsetzbar, aber es hat zu wesentlich mehr Zufriedenheit geführt. Allein dadurch, dass die Mitarbeiter*innen gehört wurden und die Chirurgen bemüht sind, fühlen sich alle ernst genommen und wertgeschätzt.«

9.5.3 Geheimnis 3: Förderung von Weiterbildung und beruflicher Entwicklung

Das dritte Geheimnis ist die Förderung von Weiterbildung und beruflicher Entwicklung für ältere Pflegekräfte. Führungskräfte sollten sicherstellen, dass ältere Pflegekräfte Zugang zu Fort- und Weiterbildungsangeboten haben, die auf ihre spezifischen Bedürfnisse und Interessen zugeschnitten sind. Dies kann dazu beitragen, ihre Fähigkeiten und Kenntnisse zu erweitern und sie motiviert und engagiert zu halten.

Waltraut S. (61) wäre gern Wundmanagerin
»Nachdem ich schon jahrelang keine Weiterbildung gemacht habe, wollte ich unbedingt eine fünfmonatige Weiterbildung zur Wundmanagerin machen. Als ich das unserer stellvertretenden Stationsleitung mitteilte, lachte sie und meinte: »Ich bitte Dich, Du gehst doch bald in Rente, das lohnt doch nicht mehr!« Ich habe aber nicht nachgegeben und als meine Stationsschwester (63) aus dem Urlaub kam, bin ich nochmals mit meinem Wunsch an sie herangetreten. Sie fand es ganz toll, dass ich mir das noch zutraue und nun konnte ich mich anmelden und freue mich auf die Zeit der Weiterbildung!«

9.5.4 Geheimnis 4: Förderung von Work-Life-Balance

Das vierte Geheimnis ist die Förderung einer gesunden Work-Life-Balance für ältere Pflegekräfte. Führungskräfte sollten flexible Arbeitszeitmodelle anbieten, um älteren Pflegekräften die Möglichkeit zu geben, ihre Arbeit und ihr Privatleben besser zu vereinbaren. Dies kann dazu beitragen, Stress und Burn-out zu reduzieren und das Wohlbefinden am Arbeitsplatz zu fördern.

An dieser Stelle verweise ich auf das Sophien-Krankenhaus in Hannover, in dem man sich sehr viele Gedanken gemacht hat, Mitarbeiter*innen zu motivieren und eine gesunde Work-Live Balance zu fördern (▶ S. 155). Und hier ein negativ Beispiel einer verletzen Mitbareiter*in:

Helga S. (58), seit 30 Jahren Praxisanleiterin
Helga S. berichtete in einem Seminar unter Tränen: »*Letzte Woche war ich bei unserem Heimleiter und erzählte von einem dreitägigen Seminar, das ich gerne in einem anderen Bundesland machen wollte. Hier ging es um Stressreduzierung, neue Energien tanken und Achtsamkeitsübungen. Das Seminar war meines Erachtens recht günstig und ich bat um einen Zuschuss von 150 Euro. Der Heimleiter lachte und sagte: »Ich bitte Sie, Frau S., wenn da jeder kommen würde, das können wir uns nicht leisten und mal ganz ehrlich, warum wollen sie sich das antun? Eine Fahrt von 250 km und dann den Stress, wieder zurückzufahren und montags sind sie dann unausgeschlafen und der Trott geht weiter!«* Ich habe mit den Tränen gekämpft, allein die Aussage »wenn da jeder käme«! Ich bin seit

30 Jahren in diesem Unternehmen und dann bin ich es nicht wert. Die Summe kann ich auch allein aufbringen, für mich wäre es eine Form der Wertschätzung gewesen, zumal ich sogar dafür mein Wochenende genutzt hätte. Das hat im ersten Moment sehr wehgetan, und zu Hause habe ich vor Wut geheult. Nun werde ich Bewerbungen schreiben, und meinen Marktwert testen. Eine Freundin sagte mir:»Mit Deiner Erfahrung bekommst Du sofort einen neuen Job.« Allein die Beschreibung von Frau W. macht betroffen und auch hier kann man nur sagen:»Unternehmen aufgepasst, eine hoch motivierte Praxisanleiterin wird nach 30 Jahren das Haus verlassen!«

9.5.5 Geheimnis 5: Kommunikation und Feedback

Das fünfte Geheimnis ist eine offene und transparente Kommunikation sowie regelmäßiges Feedback. Führungskräfte sollten eine Offene-Tür-Politik pflegen und ältere Pflegekräfte ermutigen, ihre Anliegen und Ideen zu teilen. Regelmäßiges Feedback kann dazu beitragen, Missverständnisse zu vermeiden und die Arbeitsleistung zu verbessern.

Karin B. seit 14 Jahren als Heimleitung tätig
Pflegedienstleitung Karin B. die vor 14 Jahren ihre Stelle als Heimleitung antrat, berichtete: »Meinen ersten Tag in der Einrichtung werde ich nie vergessen. Die Mitarbeiterinnen waren sehr erstaunt, dass meine Bürotür immer offen stand und trauten sich kaum in mein Büro. Als ich in einer Mitarbeiterversammlung nachhakte, war ich schon entsetzt. Bei meiner Vorgängerin war es allen Mitarbeiter*innen verboten, im Büro der Heimleitung zu erscheinen. Alles sollte nur per Mail geklärt werden. Es hat ein halbes Jahr gedauert, bis sich die Mitarbeiter*innen geöffnet und erkannt haben, dass mir die Bedürfnisse der einzelnen Personen am Herzen liegen und die Tür immer offen ist. Ganz wichtig ist hier neben der transparenten Kommunikation das Aktive Zuhören.«

Das bedeutet, Kompetenzen in der Gesprächsführung besitzen und deshalb hier ein kurzer Einschub.

Aktives Zuhören
- Das »wirkliche Zuhören« verlangt mehr, als nur den anderen ausreden zu lassen!
- Es bedeutet vielmehr, dass ich in der Lage bin, mich in mein »Gegenüber« einzufühlen und dass ich – in meinen eigenen Worten – wiedergeben kann, was ich sachlich und auch emotional verstanden habe.

Die Grundhaltung:
- Als Zuhörer vermittle ich: »*Ich habe nicht nur verstanden, was Du sagst, sondern auch, wie Du es meinst und wie Dir dabei zumute ist.*«
- Die Voraussetzung für das »Aktive Zuhören« ist ein echtes Interesse am Gesprächspartner.

Die drei Stufen für das »Aktive Zuhören«:

1. Stufe: Die Beziehungsebene
- Signalisieren: »Ich bin ›ganz Ohr‹...« - Störquellen ausschalten
- Blickkontakt herstellen

2. Stufe: Inhaltliches Verständnis
- Der Zuhörer fasst die Kernaussagen in seinen eigenen Worten zusammen und überprüft dadurch sein inhaltliches Verständnis. Bei sehr »flüssigen« Rednern kann das auch bedeuten, dass der Zuhörer ab und zu unterbrechen muss, um den Anschluss nicht zu verpassen: »*Darf ich kurz mal unterbrechen, um noch einmal zusammenzufassen?*«

3. Stufe: Gefühle verbalisieren
- Die dritte Stufe des Aktiven Zuhörens besteht aus der »Kunst, dem anderen aus dem Herzen zu sprechen«. Dies bedeutet, die Gefühle, die das Gegenüber ausdrückt – sei es verbal oder auch nonverbal – in Worte zu fassen, z. B.: »*... und hierüber sind Sie wohl ziemlich ärgerlich...*«. Diese »Gefühlsvermutung« kann ich als Zuhörer auch dann anstellen, wenn der Partner selbst seinen Ärger noch nicht ausgesprochen – für mich aber durchaus wahrnehmbar – ausgedrückt hat.

> Echtes, wahres Zuhören verlangt von uns, dass wir vorübergehend unsere eigenen Meinungen, Erwartungen, Vorurteile oder Wünsche »beiseite legen«. Nur dann können wir uns auf das Gesagte vollkommen konzentrieren und »die Welt« aus der Perspektive des Sprechers erleben.

Dieses wirkliche Zuhören bei Mitarbeiter*innen und deren Bedürfnissen wird leider oft nicht gehört und gesehen.

Dr. Andre N. (37)

Vor fünf Jahren hatte ich ein Erlebnis in einem Teamcoaching, das mich auf der einen Seite sehr betroffen, aber im Nachgang sehr begeistert hat. Im Ruhrgebiet hatte ich mit 15 Personen in der Gesundheitsbranche ein Teamcoaching. Das Team bestand aus jungen Ärzt*innen und Mitarbeiter*innen verschiedener Laborstandorte. Gleich zu Beginn fragte mich einer der jungen Ärzte, ob er einmal das Beispiel einer älteren, sehr schwierigen Mitarbeiterin mitteilen könnte. Ich fragte ihn, ob wir das in einem Rollenspiel darlegen wollen. Er schaute mich verdutzt an und fragte: »Sie meinen in einem Spiel?« – »Ja« antwortete ich, »Sie bleiben in Ihrer Rolle und ich übernehme in dem Rollenspiel den Part der älteren Mitarbeiterin. Dann ist es für alle sehr anschaulich und wir können auf einzelne Sequenzen eingehen im Nachgang.«

Dr. Andre N. (37) war der Vorgesetzte von Ilsa S. (59), die bisher die Leitung des Labors für 15 Mitarbeiter*innen hatte. So begab ich mich in die Rolle der Frau S. Wir saßen uns gegenüber und Dr. N begann: »*Frau S., wie Sie sicherlich mitbekommen haben, haben sich die Strukturen hier völlig verändert. Wir sind ein sehr innovatives Unternehmen und empfinden die Art und Weise Ihrer Führung als sehr antiquiert und nicht mehr zeitgemäß. Manchmal habe ich den Eindruck, Sie wollen Ihr Wissen nicht an die jüngeren Mitarbeiter*innen weitergeben und so stellt sich mir die Frage, ob Sie da noch am richtigen Platz sind!*«

Ich konnte in der Rolle der Frau S. nicht antworten. Dr. N. erwartete aber auch keine Antwort von mir, sondern war nun fertig mit dem Rollenspiel. Obwohl es nur ein Rollenspiel war, war ich innerlich aufgewühlt und betroffen. Ich fragte mich, wie sich die Mitarbeiterin an diesem Tag wohl gefühlt haben muss. Dr. N. schaute zu den übrigen Teilnehmer*innen in die Runde, einer hatte Beifall geklatscht, die anderen blickten zu Boden.

»Und? Was sagen Sie dazu, Frau Koslowski?« Da ich mich erst sammeln musste, fragte ich Dr. N.: »Was hat Ihre Mitarbeiterin Ihnen darauf geantwortet?« – »Nichts, sie saß da mit zusammengekniffenen Mund und sagte nichts!«, erläuterte Dr. N. Ich fragte nach, ob Frau S. sich im Nachhinein geäußert hätte? Dr. N. erwiderte: »Es ist das typische bei schwierigen Mitarbeiterinnen, Frau Koslowski, am nächsten Tag kam ein Krankenschein und Frau S. war eine Woche nicht arbeitsfähig! Wie soll man mit solchen Leuten umgehen?«

Ich fragte Dr. N., ob er bereit sei, mit mir ein weiteres Rollenspiel zu machen, worauf er mich völlig verdutzt aussah. Also erläuterte ich: »Wir tauschen die Rollen, ich würde Ihren Part übernehmen und Sie schlüpfen in die Rolle der Mitarbeiterin.« Dr. N. schaute mich (so machte es auf mich den Eindruck) ein wenig mitleidig an. Er verstand das alles nicht so ganz, aber er willigte ein. Also tauschten wir die Sitzplätze und Dr. N. übernahm die Rolle von Frau S.

Ich atmete einmal tief durch und sagte: »Frau S., schön, dass es geklappt hat mit unserem Termin. Darf ich Ihnen etwas zu trinken anbieten? Zunächst möchte ich Ihnen einmal Danke sagen für die 25 Jahre, die Sie schon als Leitung in unserem Unternehmen tätig sind. Sie hatten fast nie einen Krankenschein, sind oft für Mitarbeiter*innen eingesprungen, das war sicherlich nicht einfach. Haben Sie damals eigentlich irgendeine Unterstützung erhalten, z. B. Führungskräftecoaching oder wurden Sie in diese Leitungsposition hineingeworfen? Sie bringen eine ganze Menge an Berufserfahrung mit, und ich hoffe, dass ich als neuer Standortleiter davon profitieren kann. Als innovatives Unternehmen ist mir sehr daran gelegen, dass wir beide...«

Weiter kam ich nicht, da Dr. N. aufsprang und aus dem Raum rannte. Die anderen Teilnehmer*innen waren überrascht und ich bat alle, mich einen Moment zu entschuldigen, da ich nach Dr. N. schauen wollte. Dieser rannte draußen auf dem Flur hin und her und schaute mich an: »*Frau Koslowski, ich bin ein A...,* oder?« Ich schaute ihn auch an und sagte: »*Nein, ich halte Sie für einen sehr reflektierten Menschen.*«

»*Mein Gott, was habe ich getan?*«, sagte er mit spürbarem Entsetzen. »*Ich habe Frau S. überhaupt nicht wertgeschätzt für ihre jahrelange Arbeit und mich benommen wie ein Elefant im Porzellanladen. Was soll ich jetzt machen? Ich muss doch wieder in den Seminarraum!*«

»*Was möchten Sie denn machen und was ist Ihr Bedürfnis?*«

Dr. N. überlegte kurz und sagte: »*Geben Sie mir noch zwei Minuten. Dann komme ich nach und würde gerne erklären, dass ich die Lektion gelernt habe!*«

Dr. N. kam nach fünf Minuten in den Raum und erläuterte den anderen Anwesenden sein Verhalten und was er verstanden hatte. Er bekam einen tobenden Applaus. Heute ist er ein beliebter Standortleiter, der sich Zeit nimmt für Mitarbeiter*innen, zuhört, spiegelt, Bedürfnisse erkennt und positives Feedback gibt.

> *Fazit* **Wirkliches Zuhören**
>
> Wirkliches Zuhören bedeutet, den anderen ausreden zu lassen. Es bedeutet, emotional wiederzugeben, was der andere meint und wie es ihm geht. »Wirkliches Zuhören« bedeutet: »*Ich habe ehrliches Interesse an meinem Gesprächspartner.*«

9.5.6 Geheimnis 6: Gesundheitsförderung am Arbeitsplatz

Das sechste Geheimnis ist die Förderung der Gesundheit und des Wohlbefindens am Arbeitsplatz. Führungskräfte sollten Programme und Initiativen zur Gesundheitsförderung anbieten, wie z. B. Fitnesskurse, Stressbewältigungsprogramme und Raucherentwöhnungsprogramme, Rückzugsräume einrichten, um die Gesundheit älterer Pflegekräfte zu unterstützen.

Wenn ich in Besprechungen mit Pflegedienstleitungen oder Geschäftsführer*innen dieses Thema anspreche, ernte ich oft ungläubige Blicke: »*Frau Koslowski, wie sollen wir das denn bei diesem Pflegenotstand noch umsetzen?*« Das stimmt, es ist nicht leicht. Aber mit einem neuen Verständnis und einem Perspektivwechsel für die Mitarbeiter*innen bekommt man einiges umgesetzt. Die Voraussetzung ist, dass es jeder Führungskraft bewusst werden sollte, je mehr präventiv gearbeitet wird, desto länger erhalten sie die Arbeitskraft der Mitarbeiter*in sowie die daraus resultierende Gesundheit und die Zufriedenheit aller.

Manchmal sind es meiner Meinung nach nur kleine Veränderungen, die jedoch dazu führen, dass es Mitarbeiter*innen besser geht, wenn sie aus dem täglichen Alltagsstress herauskommen. In einem Gespräch mit einem Pflegedirektor vor zwei Jahren haben wir lange überlegt, welche Möglichkeiten der Gesundheitsprävention sind im Unternehmen möglich sind. Folgendes fiel uns ein: Workshops zur Stärkung der psychosozialen Gesundheit der Mitarbeiter*innen, Durchführung von Gesundheitstagen, Inhouse-Trainings zum Aufbau von Resilienz, mehrwöchige Achtsamkeitstrainings – und das ist nur ein Auszug von Möglichkeiten, wie ich bei der Umsetzung Ihres Gesundheitsmanagements unterstützen kann. Damit erreichen die Strategien und Lösungen die Menschen dort, wo sie Unterstützung brauchen: im Homeoffice, am Arbeitsplatz, im alltäglichen Leben.

Ebenso wichtig sind konstruktive Strategien der Stressbewältigung. Es geht um kleine Auszeiten im Alltag, die innerhalb des Stationsalltages möglich sind, um Achtsamkeit und Widerstandkraft. So wird es möglich, schwierige Situationen und Herausforderungen zu bewältigen.

Resilienz – mentale Stärke entwickeln
- Handlungsstrategien und Lösungen, die im Berufsalltag umsetzbar sind
- Selbstfürsorgekonzepte
- Entspannungsübungen
- Auszeiten im Alltag
- Die acht Zauberstäbe der Resilienz. Hier verweise ich auf mein Buch »Resilienz in der Pflege. Sie sind stärker als Sie glauben!«

9.5.7 Geheimnis 7: Aufbau von Vertrauen und Respekt

Das siebte Geheimnis ist der Aufbau von Vertrauen und Respekt zwischen Führungskräften und älteren Pflegekräften. Führungskräfte können Vertrauen aufbauen, indem sie offen und ehrlich kommunizieren, ihre Versprechen halten und sich für die Bedürfnisse und Anliegen älterer Pflegekräfte einsetzen. Der Respekt sollte durch eine wertschätzende und respektvolle Behandlung aller Teammitglieder gefördert werden. Manchmal ist es schwer, das Vertrauen zwischen einer Führungskraft und einer Vorgesetzten wieder aufzubauen, wenn es gelitten hat! So wie bei Renate H. (61) Mitarbeiterin auf einer Urologischen Station in einem 200-Betten-Krankenhaus in Niedersachsen.

Renate H. (61)
Renate H. arbeitet seit 31 Jahren auf einer Urologischen Station in einem Krankenhaus in Niedersachsen. Die Arbeit hat ihr immer viel Freude gemacht, allerdings hat sie in den letzten vier Jahren sehr starke Rückenschmerzen bekommen und musste so manches Mal zum Arzt oder auch einen Krankenschein nehmen. Ihre Vorgesetzte sagte ihr vor einem halben Jahr: *»Ich weiß nicht, Renate, was mit Dir los ist! So oft wie Du einen Krankenschein einreichst, das kenne ich nicht von Dir. Meinst Du nicht, Du solltest mal die Zähne zusammen beißen?«*

Renate H. berichtetet davon, dass sie sehr verletzt, entsetzt und wütend gewesen war. Das Gespräch setzte sie sehr unter Druck. *»Als wenn ich wegen Nichtigkeiten einen Krankenschein nehmen würde! Ich fühlte mich überhaupt nicht ernst genommen. Manchmal habe ich den Eindruck, als wenn ich in einer Negativschublade hänge, aus der ich nicht mehr herauskomme!«*

Was hier sicherlich fehlt, ist ein fehlendes Vertrauen in die Mitarbeiterin. Hinzu kommt das Abspeichern in einer Negativschublade. Die Frage, die sich stellt, ist, lässt die Leitung Renate H. wieder heraus? Das ist oft schwer, weil Situationen bewertet werden, ohne die Sichtweise des anderen zu sehen. Das führt dazu, dass die Mitarbeiterin in die innere Kündigung gehen und das Unternehmen verlassen wird, weil sie in einer Frustrationsspirale sind.

> »Menschen zu bewerten, ist einfach. Aber man muss lernen, die Emotion und das Bedürfnis hinter den Situationen zu sehen!«

Eine Geschichte zum Nachdenken: Urteile nicht zu schnell!
Vor Jahren hörte ich im Radio eine Geschichte, die mich sehr berührt hat. Wie oft neigen wir dazu, Menschen wegen eines Verhaltens schnell zu verurteilen, ohne zu wissen, was das Motiv dahinter ist:

Ein Mann sitzt morgens um 7:00 Uhr in der U-Bahn und schaut gedankenverloren aus dem Fenster. Erster Halt: Unibibliothek, es steigen Menschen ein und plötzlich sitzt ihm ein Mann mit seinen drei Kindern gegenüber. Es sind Jungs, wohl zwischen 4 und 7 Jahre alt. Diese Kinder sind sehr laut und schrill. Es tut einem in den Ohren weh. Der Mann denkt: *»Diese Kinder sind einfach unmöglich, völlig verhaltensgestört. Furchtbare Kinder!«* In der U-Bahn sagt niemand etwas, aber alle Mitreisenden blicken zu dem Vater und seinen lärmenden Jungs hinüber. Dann fängt einer der Jungs an, dem Mann gegens Schienbein zu treten, so fest, dass schmerzt. Jetzt wird es dem Mann zu bunt. Es dauert lange, bis er richtig sauer wird, aber jetzt reicht es! Laut sagt er zu dem Vater: *»Sagen Sie, geht`s noch? Schauen sie sich mal meine gute Anzughose an! Denken Sie nicht, dass Sie mal etwas tun müssten, so als Vater?«*

Der Vater schaut ihn an, aber irgendwie auch merkwürdig durch ihn hindurch. Dann sagt er: *»Wahrscheinlich haben Sie Recht und ich müsste etwas tun. Aber meine Frau, die Mutter der drei, ist vor einer Stunde im Uniklinikum gestorben und ich weiß gerade gar nicht, was ich tun soll!«*

Vielleicht sind Sie, genauso wie ich damals, als ich die Geschichte gehört habe, betroffen und berührt. Was hat sich verändert: Die Situation ist die gleiche, aber die Emotion hat sich verändert

> **Tipp**
> Manchmal sind wir sehr schnell dabei, einen Menschen zu verurteilen, weil wir nur die Situation sehen, aber nicht das Bedürfnis dahinter oder die Emotion, die hinter der Situation steht! Urteilen Sie nicht zu schnell über andere, aber auch nicht über sich selbst!

Was bedeutet das im Fall von Renate H.? Sie hat viele Jahre gute Arbeit geleistet und wurde in den letzten vier Jahren öfter mal krank. Frau H. hat für sich gesorgt und eine Auszeit genommen. In dem Gespräch gab es aber keine Wertschätzung ihrer Arbeit, sondern der Fokus wurde allein auf die Krankenscheine gelegt. Was hätte Renate H. geholfen?
- Verständnis für ihre derzeitige Situation,
- Empathie,
- ein Perspektivwechsel,
- ein wertschätzendes Gespräch über ihren Gesundheitstand,
- Möglichkeiten der Entlastung,
- eine Stundenzahlreduzierung,
- eine Auszeit in Form einer Reha Maßnahme.

Im Fall von Renate H. hätten Workshops zur Stärkung der mentalen und psychosozialen Gesundheit, Weiterbildungen und Schulungen zum Aufbau der eigenen Resilienz oder auch die Durchführung von Gesundheitstagen, regelmäßige Pausenzeiten, Achtsamkeitstraining geholfen. Die Vorteile wären in ihrem Arbeitsalltag spürbar gewesen und sicherlich auch messbar. Die Arbeitsmotivation wäre gestärkt worden und mit Sicherheit hätte sich auf Grund der mentalen Veränderung der Krankenstand reduziert!

> **Fazit** Die sieben Geheimnisse des gesunden Führens
>
> Insgesamt sind die sieben Geheimnisse des gesunden Führens entscheidend für das Wohlbefinden und die Arbeitszufriedenheit der Pflegekräfte 50+. Durch die Anerkennung und Wertschätzung, Einbeziehung in Entscheidungsprozesse, Förderung von Weiterbildung und beruflicher Entwicklung, Förderung von Work-Life-Balance, Kommunikation und Feedback, Gesundheitsförderung am Arbeitsplatz sowie Aufbau von Vertrauen und Respekt können Führungskräfte dazu beitragen, eine positive Arbeitsumgebung zu schaffen und das Wohlbefinden älterer Pflegekräfte zu unterstützen.

9.6 Interviews mit Geschäftsführern, die die Ressourcen der Pflegekräfte 50+ verstehen

Pflegekräfte 50+ bringt eine Fülle von Erfahrungen, Fähigkeiten und Kompetenzen mit, die für Arbeitgeber in der Gesundheitsbranche von unschätzbarem Wert sind.

9.6.1 Interview mit Cordula Müller, Geschäftsführerin eines Pflegeheims

Frau Müller, wie schätzen Sie die Bedeutung der Pflegekräfte 50+ für Ihr Pflegeheim ein?
»Die Generation 50+ ist für unser Pflegeheim von enormer Bedeutung. Diese Mitarbeiter bringen eine Fülle von Erfahrungen und Fachwissen in die Pflegepraxis ein, die für die Betreuung unserer Patienten von entscheidender Bedeutung sind. Ihre Zuverlässigkeit, ihre Stabilität und ihre hohe Arbeitsmoral machen sie zu wertvollen Mitgliedern unseres Teams.«

Welche spezifischen Ressourcen und Fähigkeiten bringen ältere Pflegekräfte in Ihr Pflegeheim ein?

»Ältere Pflegekräfte bringen eine Vielzahl von Fähigkeiten und Kernkompetenzen in unser Pflegeheim ein. Ihre langjährige Erfahrung in der Pflegepraxis ermöglicht es ihnen, komplexe medizinische und pflegerische Herausforderungen zu bewältigen und sich schnell an wechselnde Situationen anzupassen. Darüber hinaus verfügen Pflegekräfte 50+ über ausgezeichnete zwischenmenschliche Fähigkeiten und sind in der Lage, eine positive und unterstützende Beziehung zu unseren Patienten und Patientinnen aufzubauen.«

Wie unterstützen Sie ältere Pflegekräfte 50+ in Ihrem Pflegeheim?

»Wir unterstützen ältere Pflegekräfte, indem wir ihre Erfahrungen und Kompetenzen würdigen und sie aktiv in Entscheidungsprozesse einbeziehen, das ist uns sehr wichtig. Wir bieten auch Fort- und Weiterbildungsangebote an, die auf ihre spezifischen Bedürfnisse zugeschnitten sind, um sicherzustellen, dass sie sich kontinuierlich weiterentwickeln und auf dem neuesten Stand bleiben. Diese Fortbildungen sprechen wir mit den Mitarbeiter*innen ab und ermöglichen auch in Urlaubszeiten, dass sie daran teilnehmen können, trotz Pflegenotstand. Wir arbeiten dann mit Leasingfirmen zusammen, um diese Zeiten zu überbrücken. Darüber hinaus fördern wir eine gesunde Work-Life-Balance und bieten Programme zur Gesundheitsförderung am Arbeitsplatz an. Zurzeit überlegen wir, ob wir einen Raum in unserer Einrichtung umgestalten können, um den älteren Mitarbeiter*innen Yogakurse anzubieten.«

9.6.2 Interview mit Rainhard Schmidt, Geschäftsführer eines Krankenhauses in Rheinland-Pfalz

Herr Schmidt, welche Bedeutung haben Pflegekräfte 50+ für Ihr Krankenhaus?

»Pflegekräfte 50+ spielen eine entscheidende Rolle in unserem Krankenhaus. Diese Mitarbeiter*innen bringen jahrelange Erfahrungen in die medizinische Versorgung ein, die für die Betreuung unserer Patienten von entscheidender Bedeutung sind. Ihre Zuverlässigkeit und ein Wertesystem, was wir sehr schätzen, sowie die Fachkompetenz machen sie zu unverzichtbaren Mitarbeiter*innen in unserem Krankenhaus.«

Welche spezifischen Ressourcen und Fähigkeiten bringen ältere Pflegekräfte in Ihr Krankenhaus ein?
»Ältere Pflegekräfte bringen eine breite Palette von Fähigkeiten und Kompetenzen in unser Krankenhaus ein. Allein der Erfahrungsschatz in der medizinischen Versorgung ermöglicht es ihnen, komplexe medizinische Herausforderungen zu bewältigen und qualitativ hochwertige Patientenversorgung zu gewährleisten. Darüber hinaus verfügen sie über ausgezeichnete Teamfähigkeiten und sind in der Lage, effektiv mit anderen Gesundheitsdienstleistern zusammenzuarbeiten. Das erleben wir täglich in verschiedenen Gesprächssituationen. In den letzten Jahren hat sich die Kommunikationskultur sehr verändert. Unseren älteren Mitarbeiter*innen gelingt es immer wieder auch aufgebrachte Angehörige im persönlichen Gespräch oder auch am Telefon (wie sagt man so schön) abzuholen. Selbst sehr grenzüberschreitende Situationen meistern die Älteren sehr souverän.«

Wie unterstützen Sie ältere Pflegekräfte in Ihrem Krankenhaus?
»Uns als Unternehmen ist es sehr wichtig, dass die älteren Mitarbeiter*innen sich im Haus wohlfühlen. Die einzelnen Erfahrungen und besonders die Lebenserfahrung, neben anderen Kompetenzen sehen wir als unschätzbaren Wert. Diese Menschen, die unser Unternehmen geprägt haben, benötigt eine andere Unterstützung.«

Was bedeutet das für Sie?
»Regelmäßige Gespräche von Seiten der Geschäftsführung, wenn wir erkennen, dass ältere Mitarbeiter*innen gesundheitlich angeschlagen sind, (wir versuchen präventiv anzusetzen) machen wir Angebote, wie wir als Arbeitgeber zur Entlastung beitragen können. Programme zur Gesundheitsförderung usw. Zurzeit arbeiten wir daran, Pflegekräften 50+ einen zusätzlichen freien Tag z. B. am Geburtstag anzubieten oder auch Präventionskurse, die sich die Mitarbeiter*innen selbst an anderen Instituten aussuchen können.

Einer älteren Mitarbeiterin, die in ihrer Rolle als Pflegefachkraft auch als Hygienebeauftragte gearbeitet hat, war sehr engagiert. Im letzten Gespräch habe ich wahrgenommen, dass sie jedoch kaum noch Zeit für Ihre Hobbys hatte, weil sie so engagiert war. Und im weiteren Gesprächsverlauf kam dann auch heraus, dass diese zusätzliche Aufgabe als Hygienebeauftragte sie schon sehr in Anspruch nehmen würde. Allerdings sah sie keine Möglichkeit, diese Aufgabe anderweitig abzugeben. Und die Leitung war froh, dass sie so eine engagierte Mitarbeiterin hatte. Dann sehe ich es als meine Aufgabe, hier zu intervenieren und Gespräche zu führen.

Und Wertschätzung der täglichen Leistung. Das ist in unserem Haus kein leeres Versprechen! In vielen Häusern ist es z. B. nicht mehr üblich, an besonderen Tagen wie z. B. dem 20- oder 30-jährigen Dienstjubiläum feierlich zu begegnen. Hier bedeutet das, ein großes Fest vorzubereiten, und diesen Tag zu einen besonderen Tag zu gestalten und so sind sowohl die Kollegen/Kolleginnen eingeladen sowie die Familie des Jubilars, denn die hat in den letzten Jahren schließlich alles mitgetragen. An einem weiteren Gesundheitsprogramm arbeiten wir derzeit noch.«

Woran liegt es, dass andere Unternehmen noch nicht aufgewacht sind?
»Wissen Sie, ich habe selbst lange als Pflegefachkraft gearbeitet und nach meinem Studium mehrere Unternehmen durchlaufen. Dann weiß man, was man nicht möchte. Wertschätzung steht auf vielen Homepages von Unternehmen, aber die Frage ist, wird das auch gelebt?«

»Herr Schmidt, warum sind es die Pflegekräfte 50+, auf die Sie das besondere Augenmerk legen und nicht die Generationen Y und Z?«
»Wissen Sie, in den letzten Jahren hatten wir viele junge Kolleginnen und Kollegen, die wir als Unternehmen unterstützen wollten. Und es waren einige tolle Menschen dabei, die auch heute noch hier auf den Stationen arbeiten. Doch der Großteil der jüngeren Generation verlässt das Unternehmen, weil er sich weiterentwickeln will. Am Anfang habe ich noch gedacht, es liegt an unserem Krankenhaussystem, das war es aber nicht. 100 %-Stellen wollte keiner der jüngeren Generation, sondern Dienstpläne, die verlässlich sind, Einspringen am Wochenende käme nicht in Frage, man benötige die Freizeit und wolle diese planen, Urlaubspläne sollten schon das ganze Jahr feststehen (das hätte ich auch gerne, ist aber utopisch, wenn wir mit Menschen arbeiten), dauernde Krankenscheine und zwar oft schon mit der Gewissheit, dass einige schon mittwochs gespürt haben, dass sie Freitags krank werden. All das hat dazu geführt, dass es teamintern große Konflikte gab und wer immer wieder den, ich sag mal salopp »Karren aus

dem Dreck zog«, waren die älteren Mitarbeiter*innen. Nun hat aber die ältere Generation auch ein neues Selbstbewusstsein erlangt. In vielen Gesprächen mit den Älteren wurde uns sehr schnell klar, wenn diese Mitarbeiter*innen das Haus verlassen, haben wir ein Problem. Und so haben wir umgedacht und ich habe selbst etliche Fortbildungen zu dieser Thematik besucht. Mir ist dann bewusst geworden, wie wenig Menschen 50+ wertgeschätzt werden. Das habe ich mir zur Aufgabe gemacht und ich merke in meinem Alter ja auch, dass nicht mehr alles so schnell von der Hand geht und ich längere Ruhephasen benötige! Da bekommt man dann ein anderes Verständnis!«

> **Fazit** Pflegekräfte 50+ – eine wertvolle Ressource
>
> Insgesamt zeigen die Interviews mit den Geschäftsführern, dass die Pflegekräfte 50+ eine wertvolle Ressource für Arbeitgeber in der Gesundheitsbranche darstellt. Ihre langjährige Erfahrung, Fachkenntnisse und Stabilität machen sie zu unverzichtbaren Mitgliedern des Teams, die maßgeblich zur Qualität der Patientenversorgung beitragen. Durch die Anerkennung und Unterstützung älterer Pflegekräfte können Arbeitgeber sicherstellen, dass sie ihr volles Potenzial entfalten und einen wertvollen Beitrag zur Gesundheitsbranche leisten können.

10 Altersgerechte Arbeitsbedingungen

Die Pflegekräfte 50+ gehört zu einer der größten Altersgruppen unter den beruflich Pflegenden. Diese Profis haben über all die Jahre so viele Kompetenzen eingebracht, die sich vielfach erweitert haben und auch mit jüngeren Kolleg*innen geteilt werden.

Und so sollten wir uns noch einmal vor Augen führen. Die Bevölkerung wird in Deutschland in den nächsten 20 Jahren deutlich steigen. Die Zahl der Menschen im Alter von 67 Jahren stieg bereits in den letzten Jahren um 54 % von 10,4 Millionen auf 15,9 Millionen an. Sie wird bis 2039 um weitere fünf bis sechs Millionen auf mindesten 21 Millionen wachsen. Das wird in der Pflege deutlich spürbare Auswirkungen haben! Umso wichtiger ist es, langjährige erfahrende Mitarbeiter*innen zu binden und die vielfältigen Kompetenzen bis zu deren Renteneintritt wertschätzend zu nutzen. Beruflich Pflegenden 50+ sollten altersgerechte Arbeitsbedingungen ermöglicht werden, ebenso Entwicklungsmöglichkeiten und alternative Beschäftigungsmodelle, wenn die Belastungen zu groß werden. Gute Rahmenbedingungen am Arbeitsplatz werden häufig leichter im Team geschaffen. Es hilft, wenn sich Verbündete finden. Wenn Probleme austauschen, ist es immer einfacher, alles im Team anzusprechen

> **Team bedeutet:**
> T = Teile
> E = es
> A = Allen
> M = mit!

> Gemeinsam mit dem Arbeitgeber Lösungen vorzuschlagen stärkt das Gemeinschaftsgefühl im Team.

10.1 Arbeitsplatzgestaltung

Arbeitsplätze sind oft sehr unterschiedlich, und abhängig von den einzelnen Bereichen. So sieht der Arbeitsplatz auf einer Gynäkologischen Station anders aus als auf einer Intensivstation. Die Arbeitsumgebungen sollte den Anforderungen der beruflich Pflegenden angepasst werden Das bedeutet: rückenfreundliches Arbeiten, angemessene Stühle für das Schwesternzimmer, Monitore mit Beleuchtung und im Umgang mit Patient*innen, Fortbildungen wie Kinästhetik Training usw. Kleine Hilfsmittel, die zum Transfer oder zur Mobilisierung eingesetzt werden, erleichtern die Arbeit sehr. Viele Pflegekräfte 50+ berichten immer mal wieder, dass es für die Bewohner*innen oder Patient*innen viel zu wenig Hilfsmittel gibt.

10.2 Personalentwicklung

In jedem Stadium des Arbeitslebens ist es wichtig, sich weiterzuentwickeln, damit die Freude und der Spaß im Arbeitsleben erhalten bleiben. So ist es Aufgabe des Personalmanagements, die individuellen Ressourcen der einzelnen Mitarbeiter*innen und Entwicklungsmöglichkeiten zu erkennen, zu fördern und auch weiterhin auszubauen.

10.3 Arbeitszeitmodelle planen

Mit veränderten Arbeitszeiten, wie beispielsweise Teilzeit, oder eine Reduzierung der Stunden, weniger Schichtdienst und andere Aufgabenbereiche, wären der erste Schritt, dass sich Pflegekräfte 50+ der persönlichen Lebenssituation anpassen kann. Viele Krankenhäuser sind offen für diese Modelle, manchmal werden Sie zu wenig kommuniziert!

10.4 Gesundheitsförderungsprogramme

Gesundheitsförderungsprogramme anbieten, wie Fitnesskurse, gesunde Mahlzeiten im Personalrestaurant und flexible Arbeitszeiten, um die Work-Life-Balance zu verbessern. So gibt es die Möglichkeit, nachhaltige Maßnahmen der betrieblichen Gesundheitsförderung anzubieten. Mitarbeiter*innen wünschen sich nicht immer die gleichen Maßnahmen.
- Mitfinanzierung von E-Bikes,
- Beiträge für Fitnessstudios,
- Finanzierung von Gutscheinen z. B. Schwimmbädern usw.

So zielen alle Angebote darauf ab, dass die Mitarbeiter*innen nicht nur stabil und belastbar bleiben, sondern auch gern zur Arbeit kommen und eine gesunde Work- Life Balance haben.

10.5 Beispiel: Sophienklinik Hannover – Das Wohl der Mitarbeiter*innen im Fokus

Veränderungen sind möglich! Eine Klinik, die das Wohl ihrer Mitarbeiter*innen im Blick hat und neue Wege geht, ist die Sophienklinik in Hannover. In mehreren Telefonaten mit Jan Hetebrügge von der Stabsstelle Presse- und Öffentlichkeitsarbeit der Sophienklinik GmbH, erfahre ich, welche Ideen die Klinik nun auf den Weg bringt. Ich bin sehr begeistert. Die Presseinformation von Jan Hetebrügge habe ich hier so übernommen:

Presseinformation
Ein konkurrenzloses Angebot: Mitarbeitende der Sophienklinik erhalten jährlich plus 15 Urlaubstage

»Mehr Zeit für mich«: Dank eines neuen Bonusprogramms erhalten die Mitarbeitenden der Sophienklinik bis zu 45 Tage Urlaub im Jahr. Damit beschreitet das hannoversche Belegkrankenhaus neue Wege in der Personalgewinnung.

»Das sind ja ganz neue Perspektiven für meine Freizeit«, freut sich Sylvana Bitterlich, stellvertretende Bereichsleiterin der Intensiv- und Anästhesiepflege in der Sophienklinik, über die überraschende Neuigkeit. »Jetzt habe ich viel mehr Zeit für die Familie und meine Mission Globetrotter!« Ihre Freude über die zusätzlichen 15 freien Tage im Jahr teilt sie mit knapp 200 Mitarbeitenden des Belegkrankenhauses im hannoverschen Stadtteil Bult. Denn mit dem regulären Urlaub von 30 Tagen bei einer Fünf-Tage-Woche sind nun insgesamt 45 freie Tage im Jahr möglich. Die neue Regelung gilt ab 1. Januar 2024 für zunächst zwei Jahre. »Wir starten dieses Bonusprogramm als Pilotprojekt und werden laufend evaluieren, ob wir die erwarteten Ziele erreicht haben«, so Manuel Demes, kaufmännischer Geschäftsführer der Sophienklinik. »Die Ziele lauten: Steigerung der Zufriedenheit unserer Mitarbeitenden, Reduktion von Personalausfall- und Fluktuationsrate sowie Verzicht auf den Einsatz von Zeitarbeit durch Gewinnung von neuen Mitarbeitenden. Dabei sind wir als innovatives Unternehmen bereit, neue Wege zu beschreiten.«

Ein beispielloses Konzept
Die Einführung dieses konkurrenzlosen Bonusprogramms geht auf einen intensiven Evaluationsprozess zurück, den eine bereichsübergreifende Arbeitsgruppe in der Sophienklinik über mehrere Monate durchgeführt hat. Der 15-Tage-Bonus erscheint dabei als »durchaus mutige Entscheidung«, betont Carlo Brauer, ärztlicher Geschäftsführer der Sophienklinik. »Schließlich ist dieses Konzept beispiellos und übertrifft die bekannten tariflichen Möglichkeiten deutlich. Aber für uns stehen verlässliche Teams für die Sicherheit unserer Patient*innen im Vordergrund.«

Der Faktor Zeit steht an erster Stelle
Neben dem neuen 15-Tage-Bonus profitieren die Mitarbeitenden der Sophienklinik bereits von Zusatzleistungen wie dem Aufbau einer arbeitgeberunterstützten Altersvorsorge, dem Jobticket oder dem E-Bike-Leasing. Zudem tragen Betriebssportangebote, der Urban Sports Club oder die »Healing Art«-Innenraumgestaltung zur Zufriedenheit bei. »Diese Benefits sind seit langem bewährt«, sagt Dr. Stephan J. Molitor, ebenfalls ärztlicher Geschäftsführer der Sophienklinik. »Aber vor dem Hintergrund des Fachkräftemangels und veränderter Prioritäten sind neue Angebote gefragt. Hinsichtlich der Lebensqualität steht heute der Faktor Zeit für viele Arbeitskräfte an erster Stelle. Zudem belegen diverse Studien den positiven Effekt von längeren Erholungsphasen. Dem tragen wir mit unserem 15-Tage-Bonus Rechnung. Und das begeisterte Feedback unserer Mitarbeitenden bestätigt uns in dieser Einschätzung.«

*Sophienkrankenhaus in Hannover: 15 Tage mehr Urlaub für Mitarbeiter*innen der Sophienklinik*

Das Motto der Klinik »15 Tage on top!«
Das bedeutet mehr Urlaub, mehr Freizeit und auf jeden Fall mehr vom Leben. Die neue Kampagne des Sophienklinik zur Bekanntmachung dieses unglaublichen Angebotes: 15 Tage mehr Urlaubstage pro Jahr. Dieses neue Bonusprogramm erfreut nicht nur die Mitarbeiter*innen , die nun ganz neue Perspektiven haben bei der Urlaubs- und Freizeitgestaltung , auch neue potenzielle Bewerber*innen dürfte die Aussicht auf insgesamt 45 Urlaubstage pro Jahr als sehr verlockend erscheinen.

Beispiel: Sophienklinik Hannover – Das Wohl der Mitarbeiter*innen im Fokus

RTL Nord NDS /HB brachte am 26.02.2024 in der Folge 40 einen Beitrag: 45 Tage Urlaub verspricht die Klinikleitung 15 Tage Bonus soll die Arbeit in der Praxis attraktiver machen.

Im Interview sieht und hört man eine neue Mitarbeiterin Nora Merz, die zuvor 5 Jahre in einer anderen Klinik gearbeitet hat. Nachdem sie überlegt hat, bleibe ich oder gehe ich, hat sie sich für die Sophienklinik entschieden. Der zusätzliche Urlaub verspricht mehr Zeit für die Familie, Freunde und Hobbys, all das blieb sonst vorher auf der Strecke. In jedem Quartal Urlaub zu nehmen, gibt mehr Energie und motiviert ungemein, weil man einfach ausgeruhter und zufriedener ist, erklärt Frau Marx. Der Ausfall von Mitarbeiter*innen soll geringer werden

Geschäftsführer Manuel Demes berichtet, Jobs sollen attraktiver gemacht werden und die Ausfallquote soll sich verringern. Vakante Dienste werden durch Zeitarbeit kompensiert, was durchaus üblich ist. Es gibt leider keine Refinanzierung.

Das Ziel ist, mit dem Programm 15 + verlässliches und präsentes Stammpersonal zu belohnen und längerfristig Kosten bei den Fremdarbeiter*innen zu reduzieren. Er sagt, das rechnet sich!

Pflegedirektor Michael Fuhrmann bestätigt in dem Interview erfreut, dass die Klinik jetzt schon mehr Bewerbungen erhält .Eine positive Entwicklung und etliche neue Mitarbeiter*innen in der Sophienklinik.

Das Pilotprojekt ist im Januar 2024 gestartet und wie Jan Hetebrügge mir am Telefon berichtet mir auf die Frage: »Wie evaluieren wir, ob sich das Projekt gelohnt hat?«:

Wir müssen ja in der Lage sein, alle Dienste mit unseren Stammkräften abzudecken, d. h., ohne den Einsatz von Zeitarbeit. Zudem müssen wir durch »+15« erreichen, dass es weniger Ausfallzeiten/Krankheitsfälle gibt, da wir mehr Erholungszeit bieten. Diese beiden Parameter haben wir im Blick – es sind die entscheidenden Kriterien für den Erfolg von »+15«.

10.6 Unterstützungsangebote für Unternehmen

Es gibt verschiedene Möglichkeiten, Unternehmen zu begleiten auf einen neuen Weg der Veränderungsprozesse, wenn Sie es zulassen!

- Training und Coaching für Führungskräfte, in regelmäßigen Abständen, damit Nachhaltigkeit gelingen kann.
- Training und Coaching ebenso für Mitarbeiter*innen.
- Inhouse-Trainings für die Themen Gesundheit, Kommunikation, Selbstmanagement, Achtsamkeitsübungen, Umgang mit Nähe und Distanz, Konzepte erstellen für eine gesunde Work-Life Balance.
- Begleitung und Beratung in der systemischen Entwicklung des betrieblichen Gesundheitsmanagements.
- Durchführung von passgenauen Angeboten der Gesundheitsförderung im Bereich der psychosozialen und emotionalen Gesundheit.
- Gesundheitstage und Angebote wie Workshops, Wahrnehmungsübungen und Kurztests und Beratungen.
- Mediation bei Krisensituationen, Kommunikationsveränderungen und Konflikten im Team.

Wenn Führungskräfte in eine neue Rolle hineinwachsen sollen, ist es hilfreich sich mit dem folgenden Fragebogen zu beschäftigen:

Übung

Fragebogen für jede Führungskraft
1. Wie sehe ich meine eigene berufliche Rolle?
2. Was sind meine Aufgaben?
3. Wie kann ich einen verbesserten Informationsfluss in beide Richtungen schaffen?
4. Was heißt es, Mitarbeiter und sich selbst »gesund« zu führen?
5. Sensibilisierung für das eigene Verhalten
6. Was bedeutet gesundes Führen und warum ist es so wichtig?
7. Welche Möglichkeiten habe ich, ein gesundes Umfeld zu gestalten?
8. Wahrnehmungskompetenz – wie erkenne ich, dass Mitarbeiter*innen an ihren Grenzen sind?

9. Wie kann ich einen verbesserten Informationsfluss in beide Richtungen schaffen?
10. Wahrnehmungskompetenz - wie erkenne ich, dass ich an meiner Grenze bin?
11. Wie fördere ich die dauerhafte Zusammenarbeit mit den anderen Führungskräften?
12. Habe ich Möglichkeiten mich einzubringen?
13. Wie kann ich Mitarbeiter besser motivieren?

Auch eine Auseinandersetzung mit sozial kompetenten Verhaltensweisen ist wichtig für ein gesundes und systemisches Führungsverhalten. »Sozial kompetente Verhaltensweisen« bedeutet nicht nur für Sie, sondern auch für die Mitarbeiter*innen:
- Nein sagen: Als Mitarbeiter*in muss ich mich nicht rechtfertigen, sondern darf »Nein« sagen, ohne dass es Konsequenzen hat! Ich habe einen Vertrag unterschrieben und biete meine Dienste an, im Kleingedruckten steht nicht Sklavenhaltung und Leibeigenschaft.
- Versuchungen zurückweisen: Bestechungen darf ich gerne zurückweisen.
- Auf Kritik reagieren: Ich habe das Recht, konstruktive Kritik zu äußern, ohne dafür gemaßregelt zu werden, wenn z. B. Angehörige sich beschweren, kann man nicht verlangen, dass die Mitarbeiter*in sich entschuldigt, damit der Ruf des Hauses nicht beschmutzt wird.
- Bei störendem Verhalten Änderungen verlangen: Wenn es immer wieder Störungen gibt auf der Station oder dem Wohnbereich, habe ich das Recht, Änderungen zu verlangen und das hat nichts mit meinem Status zu tun, sondern mit mir als Mensch!
- Widerspruch äußern: Ich darf mich äußern, egal, ob ich Auszubildender, Betreuungskraft oder Servicekraft bin.
- Unterbrechungen während des Gesprächs unterbinden: Es ist nicht in Ordnung, wenn Sie permanent von Ihrem Gegenüber unterbrochen werden, egal, wer es ist!
- Sich entschuldigen: Eigentlich selbstverständlich, wenn Sie einen Fehler gemacht haben, bedarf es einer Entschuldigung, und auch umgekehrt sollte sich ein Vorgesetzter entschuldigen, das hat mit Respekt zu tun und nicht mit dem Status eines Menschen.

- Schwächen eingestehen: Als Mitarbeiter*in habe ich das Recht, auch zu meinen Defiziten zu stehen und andere Kolleg*innen um Hilfe zu bitten.
- Komplimente akzeptieren: Das Kompliment von einem Vorgesetzten, einer Kollegin oder einem Patienten darf ich annehmen.
- Komplimente machen: Ein Kompliment an meine Vorgesetzte oder eine andere Person erfreut das Gegenüber.
- Um Gefallen bitten: um Hilfe bitten fällt besonders Menschen in sozialen Berufen sehr schwer, insbesondere Pflegekräften 50+, doch es ist erlernbar.
- Gespräche beenden: Werde ich verletzt in einem Gespräch oder fühle ich mich überfordert, egal, ob von einem Angehörigen, habe ich das Recht, meine eigenen Grenzen wahrzunehmen und aus der Situation herauszugehen.
- Gefühle offen zeigen: Pflegekräfte der älteren Generation haben ja gelernt, die Zähne zusammenzubeißen und nicht offen Gefühle zu zeigen. Hier erlebe ich häufig eine Veränderung der Pflegekräfte 50+, die gerade in schwierigen Situationen oder der Angehörigenarbeit, Gefühle zulässt und das macht sie einfach so sympathisch!

10.6.1 Soziale Kompetenzen

Allgemein zählen zur sozialen Kompetenz folgende Kenntnisse und Fähigkeiten:

Im Umgang mit sich selbst:
- Selbstwertgefühl
- Selbstvertrauen
- Urvertrauen
- Wertschätzung
- Selbstwirksamkeit
- Selbstbeobachtung
- Eigenverantwortung
- Selbstdisziplin

Im Umgang mit Anderen:
- Achtung
- Anerkennung
- Empathie/Perspektivenübernahme (Mitgefühl bzw. Einfühlungsvermögen)
- Kompromissfähigkeit
- Recht durchsetzen können
- Menschenkenntnis
- Kritikfähigkeit
- Wahrnehmung
- Toleranz
- Respekt
- Sprachkompetenz
- Interkulturelle Kompetenz
  - In Bezug auf Zusammenarbeit:
    - Teamfähigkeit
    - Kooperation
    - Motivation
    - Konfliktfähigkeit
    - Kommunikationsfähigkeit

Führungsqualitäten:
- Verantwortung
- Fleiß
- Flexibilität
- Großmut
- Konsequenz
- Vorbildfunktion

Im Allgemeinen:
- Emotionale Intelligenz
- Engagement

10.6.2 Gewaltfreie Kommunikation

Ein weiteres Modell, eine wertschätzende Interaktion mit Mitarbeitern zu führen, ist die Gewaltfreie Kommunikation nach Dr. Marshall Rosenberg:

Die Ziele der Gewaltfreien Kommunikation sind:
- schmerzliche Kommunikation zu verändern,
- Bedürfnisse zu befriedigen , ohne anderen Gewalt anzutun,
- Konflikte zu verwandeln und daraus resultiert,
- befriedigende Beziehungen zu anderen aufbauen und diese auch zu erhalten.

Bevor ich in verschiedenen Beispielen darauf eingehe möchte ich hier einmal die Grundannahmen der Gewaltfreien Kommunikation benennen:
- Jedes Verhalten des einzelnen ist der mehr oder weniger gelungene Versuch, ein Bedürfnis zu stillen.
- Wir leben gemeinsam in guten Beziehungen, wenn wir unsere Bedürfnisse durch wertschätzende Zusammenarbeit statt durch aggressives Verhalten erfüllen.
- Alle Menschen wünschen sich, dass die eigenen Bedürfnisse gestillt werden.
- Wir Menschen sind alle soziale Wesen und in vielen unserer Bedürfnisse voneinander abhängig.

Was sehr häufig in der Kommunikation passiert, ist, dass auf der einen Seite nicht zugehört wird und auch nicht das Bedürfnis erkannt wird. Wenn wir lernen, unsere Bedürfnisse auf eine Art und Weise auszudrücken, die trennend ist (siehe die Beispiele) , dann erzeugen wir bei unserem Gegenüber nicht nur Widerstand, sondern der andere geht in die Verteidigung.

Beispiele für eine trennende Kommunikation
- Moralisches Urteil: »*Du bist so egoistisch und faul!*«
- Analyse: »*Dein Hauptproblem ist, dass Du so abhängig bist!*«
- Keine Wahlmöglichkeit: »*Ich muss das tun und er muss das auch tun. Das ist dringend notwendig!*«
- Verurteilen: »*Das ist richtig und das ist falsch!*«

Trennende Kommunikation beruht in der Regel auf vier Säulen der Beeinflussung:
1. Scham
2. Angst vor Bedrohung
3. Belohnung
4. Schuld

Währenddessen basiert die sogenannte verbindende Kommunikation auf Mitgefühl, auf Berührtheit! Wenn wir uns dem anderen so mitteilen, dass dieser berührt wird durch Worte, dann haben wir eine Chance, dass er uns versteht. Das bedeutet, schaffen wir es, hinter den gesagten Worten die wirkliche und eigentliche Botschaft zu hören (was sind die Gefühle, Bedürfnisse und Bitten) sind wir bereit, auf die andere Person einzugehen.

Das bedeutet einfühlende Verbindung:
- Unsere Bedürfnisse sind fast immer die Motivation für unsere Handlungen.
- Hören wir genau hin, erkennen wir hinter jeder »trennenden« Aussage die dahinterliegenden Gefühle und Bedürfnisse.
- Menschen sind in der Regel darauf bedacht gewaltfrei zu Kommunizieren und gute Verbindungen herzustellen.

Der Ablauf der gewaltfreien Kommunikation basiert auf vier Schritten:
1. Situation: ohne Deutung, bzw. Bewertung
2. Gefühl: Benennung des Gefühls, ohne Vorwurf
3. Bedürfnisse: Was benötige ich, was brauche ich?
4. Bitte/Wunsch: das bedeutet konkret und handlungsorientiert

Wenn wir diese vier Schritte auf uns beziehen, bedeutet das:

Selbsteinfühlung – Selbsterklärung
Auf die andere Person bezogen heißt das: Einfühlen in die andere Person (das ist eine gefühlte Vermutung)

Selbsteinfühlung:
1. Situation: »*Wenn ich Folgendes sehe oder höre, ...*
2. Gefühl: *dann fühle ich...,*
3. Bedürfnis: *weil ich das Bedürfnis habe, nach...*
4. Wunsch/Bitte: *Ich bitte Dich, etwas zu tun, oder auch, mir etwas zu sagen. Bist Du bereit dazu?*«

Die Einfühlung des anderen bedeutet:
1. Situation: »*Wenn Du hörst oder siehst, dass...*
2. Gefühl: *...fühlst Du Dich dann...*
3. Bedürfnis: *weil Du ....brauchst?*
4. Wunsch/Bitte: *und bittest Du mich deshalb, ...?*«

Was bedeutet das nun für die ersten Schritte: Hier teilen wir mit, auf welche Beobachtung, Wahrnehmung und Situation wir uns beziehen. Das bedeutet: Wir machen einen Unterschied zwischen einer reinen Beobachtung und einer Beobachtung, die mit einer Bewertung vermischt ist!

Beispiel: Stationsalltag:
- Beobachtung: Vorgesetzter: »*Sie sind diese Woche schon zweimal mindestens 20 Minuten zu spät gekommen!*«
- Bewertung: »*Sie scheinen Ihre Arbeit nicht ernst zu nehmen, daraus folgt...*«

Wird unsere Beobachtung also mit der Bewertung vermischt, wird der andere die enthaltende Kritik hören und entsprechend abwehren!
Was sehr häufig passiert im Umgang mit Menschen, dass die meisten Menschen es gewohnt sind, den Grund für ihre Gefühle in den Handlungen des anderen zu sehen.

Beispiel: »Ich bin tief verletzt, weil Du mich für unehrlich hältst«
- »*Ich bin verletzt, weil Du zu spät kommst!*«
- »*Ich fühle mich hilflos, weil Du das Auto mitgenommen hast und ich nicht wusste, wie ich in die Stadt kommen sollte!*«

Der Unterschied ist: In der Gewaltfreien Kommunikation fühle ich mich niemals so, weil Du..., sondern weil ich...

»Ich bin traurig, dass Du am Wochenende keine Zeit hattest, weil ich gerne mit Dir Zeit verbracht hätte.« Es gibt also einen Unterschied zwischen dem Auslöser und der Ursache! Was ist die Ursache unserer Gefühle: es sind unsere Bedürfnisse. So ist das Verhalten meines Gegenübers der Auslöser, er weist uns auf unsere Bedürfnisse hin! Also verhalten wir uns im Miteinander so, dass wir mal die Bedürfnisse des anderen erfüllen und mal eben nicht. So fühlen wir uns bei Bedürfnisbefriedigung glücklich und froh und bei Bedürfnisversagen sind wir gefrustet, verletzt und traurig.

> Es sind nicht die Handlungen des anderen, die uns unsere Gefühle erleben lassen, sondern unsere erfüllten oder eben nicht erfüllten Bedürfnisse!

Das Problem ist häufig, dass wir oft gar nicht wissen, was das momentane Bedürfnis gerade ist. Sind wir jedoch in der Lage Klarheit über unsere Bedürfnisse zu erlangen, dann kann ich in der Situation auch eine ganz konkrete Bitte an den Anderen richten, die auf die Erfüllung meines Bedürfnisses gerichtet ist!

Beispiele:
Umgang mit Wut
- Selbsteinfühlung:
  - Nimm wahr, dass Du wütend bist
  - Frage Dich, nach dem Gefühl, was hinter der Wut steckt
  - Identifiziere die Bedürfnisse und formuliere Bitten
- Einfühlung für andere
  - »Wenn Du siehst oder hörst..., dass Du wütend bist, weil Du denkst (vermutest, oder glaubst), dass...
  - und Du fühlst Dich dabei...,
  - weil Du das Bedürfnis hast...
  - und gerne hättest...«

Wir nehmen die Wut wahr und lassen diese zu. Fragen »*Denkst Du und fühlst Du Dich deshalb, ….*« lenken wir auf das bedeutendere Gefühl hinter der Wut. Und nun ein konkretes Beispiel aus dem Alltag:

Als Stationsleitung haben Sie gerade zwei Krankenscheine erhalten, das heißt am Wochenende Unterbesetzung auf Station 4. Sie sind wütend, weil Sie gerne einmal pünktlich Feierabend machen möchten und nun müssen Sie sich auch noch um die Dienstplangestaltung kümmern. Sie fragen also Schwester Heike…

- Situation: »*Heike, am Wochenende haben wir zwei Ausfälle und ihr seid unterbesetzt.*«
- Gefühl: »*Ich fühle mich ganz hilflos und habe noch einiges zu tun.*«
- Bedürfnis: »*Weil ich das Bedürfnis habe, einmal pünktlich aus dem Krankenhaus zu kommen.*«
- Wunsch/Bitte: »*Ich wollte Dich bitten, am Wochenende einzuspringen.*«

Schwester Heike:
Situation: »*Ich sehe, es ist viel los am Wochenende und nun noch die Ausfälle.*«
Gefühl: »*Ich fühle, Dir geht es gerade auch nicht gut damit.*«
Bedürfnis: »*Du brauchst jemanden vom Team, der bereit ist einzuspringen.*«
Bitte: »*Deswegen wendest Du Dich an mich.*«

Schwester Heike ist sehr verständnisvoll und wenn sie einspringt, wäre es prima. Geht der Gesprächsverlauf jedoch weiter: Schwester Heike: »*Ich habe keine Zeit am Wochenende, wir bekommen Besuch und mehr schaffe ich auch nicht mit meiner Halbtagsstelle!*«

Die Stationsleitung: »*Na toll, dann kann ich wieder Überstunden machen und sehen wo ich Personal herbekomme!*«

Was passiert weiter? Schwester Heike verlässt den Raum und die Stationsleitung bleibt zurück. Ihre Gefühle sind Hilflosigkeit, Wut, Frust, Ärger, Unmut auf die ganze Situation und auf Schwester Heike. Hier ist es wichtig, diese Gefühle ernst zu nehmen und Schwester Heike aus der Ärgerspirale heraus zulassen:

Der nächste Schritt:
- Auf anderen Stationen um Hilfe zu bitten,
- Betten zu sperren,
- Leasingfirmen zu beauftragen,
- Probleme an das nächst höhere Management zu kommunizieren,
- Patienten zu informieren, dass am Wochenende die Besetzung nicht optimal ist,
- Angehörige mit ins Boot nehmen,
- Gedanken dazu, warum haben einige Mitarbeiter*innen einen wiederholten Krankenschein, ist die Belastung derzeit sehr hoch.
- Gibt es in den Gesundheitsschulen die Möglichkeit, Auszubildende zum Wochenende einzuplanen?
- Im Springerpool nachfragen.

Die möglichen Ideen weiterer Handlungsschritte werden nicht verfolgt und die Wut oder der Ärger richtet sich gegen die Pflegekraft, die »Nein« gesagt hat, was deren gutes Recht ist. Wie kann ich eine Mitarbeiter*in, die in einer negativen Schublade gefangen ist wieder herauslassen? Öffnen Sie die Negativschublade!
Ein wunderbarer Trainer von mir, hat, als ich Systemik studiert habe, eine tolle Übung gemacht, die ich heute noch oft anwende. Als ich 2012 in Dortmund ankam, freute ich mich auf die kommende Zeit mit meinen neuen Mitstudierenden. An diesem Tag war ich sehr früh vor Ort und ich war gespannt auf die Gruppe, keiner kannte sich untereinander. Wir hatten jedoch keine große Gelegenheit uns kennenzulernen. Es waren 20 Teilnehmer*innen und wir saßen in einem Stuhlkreis. Markus begrüßte uns und wir warteten wohl alle auf die obligatorische Vorstellung der einzelnen Mitglieder und unsere formulierten Erwartungen. Fehlanzeige!!

Markus begann mit den Worten: »*Schaut doch mal in die Runde und sucht euch eine Person aus, die ihr mögt, sagt nicht deren Namen und steckt sie in eine gedachte positive Schublade! Dort lasst ihr sie in den nächsten Monaten, aber holt sie jedoch bitte auch heraus, damit jeder aus der Gruppe einmal hinein darf während der nächsten Semester.*« Also schaute ich in die Gruppe und entschied mich für eine sehr positiv dreinblickende Person und steckte diese in die fiktiv gedachte Schublade.

Danach bat Markus uns, nun noch einmal in die Runde zu schauen, alle Personen auf uns wirken zu lassen und uns dann für eine Person zu entscheiden, um diese nun in eine, wie er meinte »negativ besetzte Schublade zu stecken«. Es wurde sehr ruhig im Raum und alle schauten zunächst betreten auf den Boden, ich auch. Dann schaute ich zaghaft in die Gruppe und mein Blick blieb an einer älteren Teilnehmerin hängen, die ein wenig deprimiert aussah und die Mundwinkel herunterhängen ließ. In dem Moment, wo ich sie ansah, sah ich, dass sieben andere diese Person auch ansahen und... sie bemerkte es und schaute auf den Boden.

»Was für eine bescheuerte Übung«, das waren meine Gedankengänge. Was sollte ich nun machen? Blöde Übung, ich wollte keinen verletzen. Doch dann dachte ich, es ist nur eine Übung. Egal, ich entschied mich für diese Person.

Markus sagte mit leiser Stimme: »*Seid so nett und lasst diese Person eine kurze Weile in der »negativen Schublade«, aber lasst sie immer wieder heraus, gebt ihr die Möglichkeit und ein Tütchen Sauerstoff. Überprüft regelmäßig, ob sie dort hineingehört! Damit jeder während der nächsten Monate die Möglichkeit hat, dort auch einmal hineinzuschlüpfen. Gebt den Menschen eine Chance, aus einer von euch bewerteten Situation zu entfliehen und schaut nicht nur auf das Äußere, sondern auf den Kern des Menschen.*«

Alle waren sehr berührt und bewegt.

Markus hatte recht, wie oft im Leben lassen wir uns von Menschen, die vielleicht anders sind, anders denken beeinflussen und schauen nach dem Äußeren und wir wissen nicht, was dieser Mensch gerade erlebt hat , was sind seine Beweggründe, warum er gerade so ausschaut.

Ich musste an ein Seminar denken, was ich vor Jahren einmal besucht habe: »Für den ersten Eindruck gibt es keine zweite Chance!« Doch, dachte ich, es gibt eine zweite Chance für jeden Menschen, wenn wir es zulassen! Und einem Menschen die Chance geben, aus der Negativschublade wieder heraus zu schlüpfen. Markus bin ich bis heute für diese Übung sehr dankbar.

Wenn Sie als Vorgesetzter Mitarbeiter*innen erleben, denen Sie keine positiven Attribute zuschreiben können und merken, diese sind in einer Negativschublade, empfehle ich Ihnen folgende Übung:

❤ Übung

Wer steckt in der Negativschublade?
Nehmen Sie ein Blatt Papier und beantworten folgende Fragen
- Wie oft steckt eine Mitarbeiterin einer Negativschublade?
- Hat sie die Chance gehabt, dort herauszukommen?
- Warum steckt diese Mitarbeiterin darin?
- Welche positiven Eigenschaften sehe ich noch an dieser Person?
- Was weiß ich wirklich von meiner Mitarbeiterin?

Hilfreich sind auch Skalierungsfragen: Auf welcher Skala steht die Mitarbeiterin? (1 = super/10 = schlecht). Oder hinterfragen Sie einmal des Bedürfnis oder Interesse hinter dem Problem. Was brauchen oder benötigen Sie, um wieder auf diese Person zuzugehen, oder sie aus der Schublade herauszulassen? Oder stellen Sie sich eine lösungsfokussierte Frage
- Was wäre die Ideallösung?
- Was wäre ein gutes Ende?
- Was wären die ersten Anzeichen dafür, dass eine Lösung eingetreten ist?

Oder stellen Sie sich eine zielgerichtete Frage:
Stellen Sie sich vor, es ist (Zeitpunkt in der Zukunft) und das Problem wäre gelöst, (die Mitarbeiterin ist aus der Schublade heraus), was wäre dann persönlich für Sie passiert?

Diese Übung mit Hilfe der Fragetechniken hilft, sich mit dem anderen zu beschäftigen, aber auch sich selbst einmal zu reflektieren und es gibt allen die Chance, wieder neu aufeinander zuzugehen!

Diese Fragetechniken helfen auch in anderen Bereichen: Wenn Mitarbeiter das Unternehmen verlassen wollen, in Teamkonflikten etc.

10.6.3 Transaktionsanalyse nach Eric Berne

Führungskräfte, die jeden Tag mit vielen verschiedenen Aufgaben beschäftigt sind und sich um die Belange der Mitarbeiter*innen kümmern müssen, reagieren vielleicht nicht immer gerecht. Wir sind alle Menschen, die manchmal schnell reagieren müssen und nicht jeden Tag ist unsere Befindlichkeit gleich. So gibt es zum einen die eigene Überforderung, zum anderen ist es überhaupt nicht möglich, alle Mitarbeiter*innen gleich zu behandeln, da wir uns auch nicht der Eindrucksbildung und unserem eigenen Wertesystem entziehen können. Sicherlich gibt es Mitarbeiter*innen, die uns sympathischer sind und andere weniger. Davon kann sich kein Mensch freisprechen.

Was ich als Führungskraft jedoch verändern kann, ist, mich selbst zu überprüfen. Dabei hilft die Transaktionsanalyse von Eric Berne. Es handelt sich um eine Zusammenstellung praxistauglicher Konzepte, um Menschen und zwischenmenschliche Beziehungen besser zu verstehen und damit die Kommunikation zu verbessern.

So ist die Transaktionsanalyse (TA) ursprünglich eine Psychotherapieform. Heute gibt es vier Schwerpunkte: Therapie, Beratung, Organisation und Schule und Bildung. Die Transaktionsanalyse teilt mit der Psychoanalyse die Ansicht, dass unser Fühlen, Denken und Handeln in einem hohen, aber schwer fassbaren Maß von vielen unbewussten Prozessen mitproduziert wird.

Treten Konflikte auf, etwa in der Gesprächsführung, haben sich die Konfliktpartner ineinander verhakt (Vorgesetzter/Mitarbeiterin, oder auch Mitarbeiter*innen untereinander) treten Störungen auf, im Gespräch oder auch im zwischenmenschlichen Miteinander.

Die Transaktionsanalyse unterstützt in drei Dimensionen:
1. um unser Miteinander (oder unser Gegenüber) im Konflikt besser zu verstehen,
2. um uns selbst in unserer Rolle besser zu verstehen,
3. um unsere (gemeinsame) Kommunikation besser zu verstehen.

Dazu bedarf es einer Haltung in der Transaktionsanalyse:
- Jeder Mensch ist mit all seinen Fehlern/und in seiner Ganzheit in Ordnung.
- Jeder Mensch hat die Fähigkeit, zu denken und auch Probleme zu lösen.
- Jeder Mensch ist in der Lage, die Verantwortung für sein Leben und auch für die Gestaltung zu übernehmen.

Im Unterschied zu den bisherigen Modellen, wie das Sender-Empfänger-Modell, wo in der Regel von Kommunikationseinheiten gesprochen wird, spricht man in der Transaktionsanalyse von Transaktionen. Bei dieser Transaktion geht es um den Austausch von Informationen zwischen den Ich-Zuständen von zwei Personen.

Und bevor Sie nun, liebe Leser*innen, die Augen verdrehen und denken, dass ist zu theoretisch, gebe ich Ihnen praktische Beispiele. Dazu eine kurze Erklärung: Die Transaktionsanalyse geht davon aus, dass sich Menschen in unterschiedlichen Situationen und Kontexten (beruflich, privat) in jeweils unterschiedlichen Zuständen befinden.
Beispiel: Wenn Sie unter Stress stehen, sind Sie in einem anderen Zustand, als wenn Sie abends auf der Couch liegen. Die Transaktionsanalyse bietet die Möglichkeit, diese unterschiedlichen Zustände zu benennen.

So unterscheidet Eric Berne drei Ich-Zustände:
- Eltern-Ich (EL): Wertungen, Haltung , Gewissheiten
- Erwachsenen-Ich (ER): Informationen, Sachbezug, Objektivität, Klärungen
- Kind-Ich (KI): Reaktionen auf vermeintliche Elternbotschaften, Ausdruck von Begeisterung, Gefühlen wie Freude, Begeisterung, Hilflosigkeit, Angst Trauer
    - Das Kind-Ich wird unterteilt in das brave, angepasste Kind im Gegensatz zum rebellischen freiheitsliebenden Kind

Jeder Mensch besitzt drei Ich Zustände;
1. Eltern-Ich
2. Erwachsenen-Ich
3. Kind-Ich

> Auf den Punkt gebracht: die Kommunikation im Sinne der Transaktionsanalyse ist also ein Hin und Her an Stimulationen zwischen den Ich Zuständen.

Beispiele aus dem Alltag
Erwachsenen-Ich: »*Wie spät ist es?*«
Erwachsenen-Ich: »*Es ist kurz nach neun.*«

Hier ist der Austausch eine Transaktion zwischen Erwachsenen-Ich und Erwachsenen-Ich, im Sinne der Transaktionsanalyse handelt es sich um eine parallele Transaktion.

Erwachsenen-Ich: »*Wann hast Du vor, das zu erledigen?*«
Rebellisches Kind-Ich: »*Das wirst Du schon sehen!*«

Austausch von Transaktionen zwischen Erwachsenen-Ich und (rebellischem) Kind-Ich. Im Sinne der Transaktionsanalyse ist das eine gekreuzte Transaktion.

Erwachsenen-Ich: »*Wann hast du vor, das zu erledigen?*«
Angepasstes Kind-Ich: »*Ich werde das sofort machen!*«

Austausch von Transaktionen zwischen Erwachsenen-Ich und (angepasstem) Kind-Ich. Im Sinne der Transaktionsanalyse ist das eine gekreuzte Transaktion.

Eltern-Ich gesendet: »*Das will ich nicht noch mal erleben!*«
Braves Kind-Ich: »*Ich werde mich jetzt mehr anstrengen!*«

Austausch von Transaktionen zwischen Erwachsenen-Ich und (angepasstem) Kind-Ich. Im Sinne der Transaktionsanalyse ist das eine gekreuzte Transaktion.

Beispiele aus dem Pflegealltag
Vorgesetzte aus dem Eltern-Ich: »*Wann gedenken Sie denn, mal wieder einzuspringen?*«

Mitarbeiter*in aus dem rebellischen Kind-Ich: »*Mal sehen, morgen bestimmt nicht!*«

Austausch von Transaktionen zwischen Erwachsenen-Ich und (rebellisches) Kind- Ich Transaktionsanalyse: gekreuzte Transaktion.

Ein Beispiel einer Begegnung auf einem Stationsflur vor vier Jahren: Eine junge Ärztin wirft wütend zwei Dokumentationskurven auf den Stationsboden und sagt aus dem Eltern-Ich: »*Wann dachten Sie denn, die Eintragungen zu machen? Und das muss aufgehoben werden!*«

Anwesende Schwester aus dem braven Kind-Ich: »*Entschuldigung, wir werden uns sofort darum kümmern!*« (Und hebt die Dokumentationskurven auf!)

Austausch von Transaktionen zwischen Eltern-Ich und (angepassten) Kind-Ich. Transaktionsanalyse: gekreuzte Transaktion

Mitten auf einem Stationsflur sagt die Pflegedirektorin aus dem Eltern-Ich (sehr laut): »*Schwester Heike, bleiben Sie mal stehen, ich habe etwas mit Ihnen zu klären!*«

Schwester Heike aus dem Erwachsenen-Ich: »*Frau M., wenn Sie etwas mit mir klären möchten, dann komme ich in 10 Minuten in Ihr Büro, da ich noch ins Labor muss. Ich finde das nicht angemessen, wie Sie gerade mit mir sprechen.*«

Austausch von Transaktionen zwischen Eltern–Ich und Erwachsenen-Ich. Transaktionsanalyse: gekreuzte Transaktion

> **Info**
>
> Die Transaktionsanalyse von Eric Berne ist ein hilfreiches Instrument, um sich zu entscheiden, ob wir aus einem alten, nicht zielführenden gewohnten Verhaltensmuster aussteigen und es aktiv durch ein zielführendes ersetzen. Mit Hilfe der unterschiedlichen Ich-Zustände können Sie schnell herausfinden, in welchem Zustand Sie sich und andere befinden. Es hilft Ihnen bei unpassenden Zuständen Maßnahmen zu ergreifen, um sich selbst und andere in förderliche wertschätzende Zustände einzuladen.

Übungen

In den folgenden Übungen haben Sie die Möglichkeit, selbst herauszufinden, welche Transaktionsanteile gerade überwiegen und den weiteren Verlauf gestalten. Wie würde eine Person im Kind-Ich reagieren oder aber im Erwachsenen-Ich?

- Stationsschwester an die Mitarbeiter*innen: »*Das will ich nicht noch einmal erleben, dass ihr das Wochenende einfach untereinander tauscht!*«
- Pflegedirektor zu den Mitarbeiter*innen: »*Am Wochenende waren Sie unterbesetzt, den Dienstplan für den Monat Mai benötige ich bis Dienstag.*«

> **Info**
>
> Die Transaktionsanalyse von Eric Berne hilft, die zwischenmenschliche Kommunikation im beruflichen Alltag zu verbessern und Konflikte souverän zu lösen.

Während Pflegekräfte 50+ auf Grund ihrer Sozialisation, häufig im braven Kind-Ich geantwortet hat, erleben wir heute eine selbstsichere jüngere Generation, die es gelernt hat, freundlich, klar und bestimmt im Erwachsenen Ich zu antworten. So sind diese jüngeren Mitarbeiter*innen heute in der Lage, erfolgreicher zu kommunizieren und Vorgesetzte und Kolleg*innen anders einzuschätzen und auf Augenhöhe Konflikte zu klären.

Und Sie erinnern sich. Im Kapitel »Die sieben Geheimnisse des gesunden Führens« ist der 5. Punkt ein sehr wichtiger Faktor: Kommunikation und Feedback. So fasse ich im nächsten Kapitel noch einmal die wichtigsten Punkte zusammen. Ich habe diese humorvoll die neue »Benehmens-Kompetenz« genannt:

10.7 Die neue Benehmens-Kompetenz

Wertschätzung bedeutet in der Kommunikation:
- Aktives Zuhören
- Bedürfnisse erkennen
- Positive Rückmeldung geben

10.7.1 Haltung und Philosophie

Ein »Nein« akzeptieren, wenn die Mitarbeiterin nicht einspringen kann oder nicht möchte!

Sätze wie: »*Ich habe schon alle gefragt!*« – »*Du bist meine letzte Hoffnung!*« sind nicht fair und gehören in die nächst höhere Ebene kommuniziert, um eine Lösung zu finden!

10.7.2 Tägliches Miteinander

Sich täglich blicken lassen auf den Stationen oder Wohnbereichen, sich zeigen bedeutet: Interesse zeigen an den Abläufen und Prozessen

10.7.3 Weiterbildungen und Fortbildungen

Mitarbeiter*innen, die sich eine Fortbildung wünschen, diesen Wunsch zu ermöglichen und nicht in andere Fortbildungen stecken. Innerhalb der Fortbildungen bedeutet Wertschätzung: Das Rahmenprogramm sollte stimmen. Kaffee für alle Mitarbeiter*innen (ohne dafür noch einen Obolus zu verlangen, was in einigen größeren Klinik immer noch üblich ist).

10.7.4 Möglichkeiten der Pausenregelung

- Rückzugsräume anbieten, vielleicht Massagen oder kleine Auszeiten innerhalb der Pause.
- Pausenzeiten einhalten und auch überprüfen, dass die Mitarbeiter*innen diese auch nehmen können.
- Bonuszahlungen: fürs Einspringen am Wochenende oder auch innerhalb der Woche ist selbstverständlich und in anderen Branchen nicht wegzudenken.
- Es muss nicht immer Geld sein, kleine Aufmerksamkeiten wie ein Gutschein für das nächste Schwimmbad, oder einen Saunabesuch, auch ein Tankgutschein erfreut die Mitarbeiter*innen.
- Kleine Gesten: Nach Krankmeldungen wäre ein Satz: »*Schön, dass Du wieder da bist*« wesentlich wertschätzender als »*Na endlich, wir haben Dich gleich für das Wochenende eingeplant, wo Du jetzt schon eine Woche nicht da warst!*«
- Eine Genesungskarte, bei der nicht nur alle Kolleg*innen unterschreiben, sondern auch die Leitung zeigt dem erkrankten Mitarbeiter, dass man an ihn denkt!
- Jubiläum: Nach 10-, 20- oder 30-jähriger Tätigkeit in einem Unternehmen sollte es eine Selbstverständlichkeit sein, dass eine Feier ausgerichtet wird, es eine Sonderzahlung und einen Blumenstrauß gibt, sowie eine persönliche Ansprache an die Mitarbeiter*in.

10.7.5 Eine Feier für die Menschen im Hintergrund

Einige Kliniken und Senioreneinrichtungen, die ich in meiner täglichen Arbeit erlebe, richten einmal im Jahr eine Feier aus für alle Mitarbeiter*innen und deren Familien. Es sind die Familienmitglieder, die oftmals zu Hause dahinter stehen und Aufgaben übernehmen und diese sollten einmal im Jahr auch in den Fokus gerückt werden!

10.7.6 Weihnachtsfeiern

Zu Weihnachtsfeiern war es in der Vergangenheit üblich, dass alle Mitarbeiter*innen einer Station oder eines Wohnbereichs eingeladen werden. Und hier liegt der Fokus auf »eingeladen«. Es sollte selbstverständlich sein, dass an so einem Tag die Mitarbeiter*innen nicht für die Feierlichkeiten selbst bezahlen müssen. Und auch alle am Prozess beteiligte Menschen dazu gehören: die Reinigungsfrauen, Auszubildende, Servicekräfte usw.

10.7.7 Versprechen einhalten

Haben Sie einem Mitarbeiter im Vorfeld versprochen, dass er nach einem eingesprungenen Wochenende freie Tage bekommt, ist das einzuhalten. Vertröstungen, wiederholte gebrochene Versprechen führen dazu, dass der Mitarbeiter nicht nur ausbrennt, sondern alles Vertrauen verloren geht und er sich schnell eine neue Stelle sucht!

11 Was Sie von den Generationen Y, Z und Alpha lernen können

Hier nehme ich den Faden noch einmal auf bezüglich dieser Generationen. In der Zusammenarbeit in den letzten Jahren mit diesen Generationen in Seminaren, im Unterricht an den Schulen oder Akademien oder auch im Coaching habe ich eines gelernt und das teile ich mit vielen Babyboomern: Die jüngeren Generationen haben ein komplett anderes Bewusstsein und Einstellungen zur Arbeit, sowie ein auch neues Wertesystem.

Durch die Vielfalt und die Möglichkeiten, überall und jederzeit woanders arbeiten zu können und dem Wunsch, sich weiterzuentwickeln, haben diese Generationen nicht mehr unbedingt den Wunsch, sich jahrzehntelang einem Unternehmen zu verschreiben. Häufiger Wechsel in andere Häuser oder Unternehmen sehen diese Generationen als eine Chance, viel Neues kennenzulernen und sich weiterzuentwickeln. Diese Generation ist anders als die Babyboomer und Generation X hervorragend vernetzt und verändert sich rasant schnell. Sie haben ein anderes Wertesystem, Bedürfnisse und reisen gerne. Freizeit hat einen völlig anderen Stellenwert. So haben beispielsweise die Eltern der Generation Y vorgelebt, nämlich die Generation X und die Babyboomer, was Ypsiloner nicht mehr wollen:

- Permanentes Einspringen,
- Arbeiten, auch wenn man krank ist,
- Verschieben von Urlaubstagen usw.

Die jüngeren Generationen nehmen sich zeitnah einen Krankenschein, achten auf sich und legen den Fokus auf eine gesunde Work-Life-Balance. Für diese Sichtweisen haben die Babyboomer und die Generation X lange gebraucht, und fordern es erst heute ein. So habe ich vor einem Jahr eine junge

Teilnehmer*in im Seminar erlebt, die ganz klar war in ihren Entscheidungen bezüglich der eigenen Gesundheitsprävention.

11.1 Mirja N. (27), Gesundheitspflegerin

»Meine Mutter ist schon viele Jahre in der Pflege und ich habe erlebt, was es bedeutet, immer wieder einzuspringen. Als Kinder waren wir oft enttäuscht, dass wir nicht in den Zoo gefahren sind, weil meine Mutter ihre Kolleg*innen nicht im Stich lassen wollte. Wie oft hat die Leitung angerufen, ob meine Mutter nicht doch zum Dienst kommen könnte, auf Grund des Personalmangels! Die innere Zerrissenheit meiner Mutter zu erleben war nicht immer einfach. Meine Mutter hat sich nie geschont und als sie später das zweite Mal an der Bandscheibe operiert wurde und nicht mehr zum Sport konnte, war sie sehr verzweifelt. Gedankt hat ihr das keiner!

Für mich war klar: Das mache ich nicht so. Ich arbeite als examinierte Gesundheitspflegerin seit fünf Jahren in der Pflege, aber ganz bewusst nur zu 70 %. Ein Auto habe ich nicht. Verzichte gerne auf Luxusgüter und habe bewusst nur eine kleine Wohnung. Aber ich reise gerne. Kurztrips nach Lissabon, Venedig oder London. Ich möchte reisen und was von der Welt sehen und nicht erst, wenn ich alt bin. Samstag in die Therme oder einen Netflixabend mit Freunden ist mir wichtiger als Geld. Ich lebe im Hier und Jetzt und fange nicht an zu leben, wenn ich in Rente gehe. Meine Mutter hat lange für diesen Prozess gebraucht. Jetzt hat sie die Stunden auch reduziert, hat gelernt »Nein« zu sagen« und grenzt sich ab. Aber das war ein langer Weg. Ich bin heilfroh, dass meine Mutter das begriffen hat. Und es ist nicht die Verantwortung des Personals, wenn zu wenig Mitarbeiter*innen im Dienst sind. Das ist Aufgabe der Unternehmen und der Politik, etwas zu verändern.«

Wenn ich an die Ausführungen von Mirja zurückdenke, empfinde ich die Einstellung der jungen Frau als verständlich und auch als relativ gesund. Diese Generation hat gelernt, sich abzugrenzen, vielleicht erscheint das manchmal egoistisch, jedoch erlebe ich in der Y-, Z- und Alpha-Generation viele kollegiale Mitarbeiter*innen und Teamplayer. Die meisten haben ein gesundes Selbstwertgefühl, andere wiederum wirken egoistisch und übertreiben darin, sehen nur noch sich selbst und überhaupt nicht mehr die anderen Kolleg*innen im Team. Sie haben eine hohe Sensibilität und spüren schon mittwochs, dass sie freitags krank werden. Und es interessiert nicht, wie die anderen Kolleg*innen am Wochenende den Dienst schaffen. Doch ich hoffe immer, dass es wenige Egotaktiker gibt und die Balance zwischen Kollegialität und gesunder Work-Life-Balance ausgewogen ist und bleibt.

11.2 Gesellschaftliche und politische Rückschau

Wir sollten uns einmal die Frage stellen, wie geht die Gesellschaft mit Mitarbeiter*innen in der Gesundheitsbranche um? Sehr oft berichten Teilnehmer*innen 50+ in Seminaren, was sie täglich erleben. Ob im ambulanten Bereich, im Klinikbetrieb oder in Seniorenhäusern. Von Beleidigungen, Anschreien, wenn etwas zu lange dauert, oder Unterstellungen, wie keine Ahnung zu haben von etwas, Examen und Qualifikationen werden in Frage gestellt.

Sätze wie: »*Können Sie sich mal von Ihrem Kaffee loseisen*«, Hereinplatzen in die Frühstückspause, (die in der Teeküche der Station stattfindet, da es auf Grund von Personalmangel manchmal nicht möglich ist, in die Cafeteria zu gehen), obwohl an der Tür ein Schild angebracht ist, bitte nicht stören. Unterstellungen von Angehörigen, dass Patienten nicht richtig versorgt werden und noch nicht einmal zuhören, was die Mitarbeiterin sagt, laut werden, anzügliche Bemerkungen und Beleidigungen machen – bis hin zu körperlichen Attacken ist alles dabei.

Manchmal ist es schon ungeheuerlich, was Patient*innen, Bewohner*innen oder auch Besucher, Angehörige sich gegenüber Mitarbeiter*innen herausnehmen. Zum Glück ist das nicht die Mehrzahl und es gibt viele wertschätzende Angehörige, die einen angemessenen Umgangston haben und wertschätzend sind. Hier ist es Aufgabe der Unternehmen, Mitarbeiter*innen loyal den Rücken zu stärken! Pflegende 50+ mit einem neuen Selbstbewusstsein lassen sich das nicht mehr bieten!

Es sollte nicht nur der wirtschaftliche Gedanke eines Unternehmens, einer Klinik oder einer Institution im Vordergrund stehen, sonst wird es keine Veränderung geben. Wenn es Geschäftsführungen, Pflegedirektionen in Unternehmen gelingt, auf der einen Seite Bedürfnisse von Patient*innen, Bewohner*innen und Angehörigen wahrzunehmen, auf der anderen Seite eine Fürsorgepflicht für Mitarbeiter*innen umzusetzen und ihnen den Rücken zu stärken, besteht eine große Chance, etwas zu verändern. Das würde langfristig zu mehr Zufriedenheit bei allen am Prozess beteiligten Menschen führten.

Für Pflegekräfte 50+ bedeutet das:
- sich der eigenen Grenzen bewusst ein,
- gesundes Selbstwertgefühl,
- Nein-Sagen dürfen, egal, was der andere denkt,
- den altruistischen Gedanken über Bord werfen.

Und mein persönlicher Wunsch wäre, Vertreter*innen in der Politik zu haben, die sich endlich um die unzumutbaren Zustände und Belastungen von Menschen in der Pflege kümmern und sich um einen Pflegenotstand nicht nur Gedanken machen, sondern endlich ins Handeln kommen würden. Wenn unsere Gesellschaft Pflegekräften, besonders den Menschen 50+ den Respekt zollt, den diese so verdient haben. Ich würde mir wünschen, dass sich Menschen in unserer Gesellschaft einmal Gedanken machen, was Pflegekräfte jeden Tag leisten und ihnen Wertschätzung und Achtsamkeit im kommunikativen Umgang entgegenbringen, z. B. ein Lächeln, ein Danke für die tägliche Arbeit, zuzuhören und vielleicht auch einmal einen Perspektivwechsel zu machen, auch, wenn es schwer fällt.

Ich glaube, Menschen fällt es nicht leicht, einen Perspektivwechsel zu machen und die Fähigkeit zu besitzen, wie geht es meinem Gegenüber in der Gesprächssituation, ist wahrlich nicht einfach. Die Frage, was sind die Bedürfnisse oder Motive von meinem Gesprächspartner, diese zu erfassen und einmal einen Perspektivwechsel zu gestalten, hilft Kommunikation zu entzerren und Mitgefühl zu entwickeln. So ende ich hier mit einer Geschichte, die ich vor 10 Jahren gehört habe.

11.3 Perspektivwechsel: Eine Geschichte zum Nachdenken

Vor vielen Jahren lebte eine Frau, 58 Jahre alt, am Waldesrand, allein in einem kleinen Häuschen. Sie hatte den Wunsch, das Haus ein wenig zu verschönern, allerdings hatte sie keine zündende Idee. So ging sie in die Stadt und kaufte sich eine Zeitschrift mit Wohnideen. Sie verschlang diese Zeitschrift mit den vielen neuen Impulsen und war hochmotiviert. Sie tapezierte, dekorierte und stellte überall Kerzen auf. Den Garten grub sie um und verkleidete das äußere Mauerwerk Ihres Hauses mit Lebkuchenherzen und Zuckerguss. Als sie nach zwei Wochen fertig war, war sie ganz beseelt von dem Ergebnis.

Tage später saß sie im Haus in der Küche bei einer Tasse Ingwertee und erblickte durchs Fenster zwei etwas wohlgenährte Kinder, etwa 11 und 12 Jahre alt, ein Mädchen und einen Jungen. Sie beobachtete, wie diese Kinder an das Mauerwerk ihres Hauses gingen und anfingen, Lebkuchen und Zuckerguss abzubrechen und gierig alles aufaßen. Die Frau war entsetzt, sie hatte sich so viel Mühe gegeben mit der Gestaltung ihres Hauses und nun das.

Sie ging vor die Tür und begrüßte die Kinder trotzdem freundlich: »Sagt mal, möchtet ihr nicht ins Haus kommen, so viel Süßes ist nicht gut für eure Gesundheit und ich lade euch zu einem veganen Gemüseauflauf ein.« Die Kinder verdrehten die Augen und der Junge meinte abwertend: »Auf so was haben wir null Bock, aber gut, was Warmes wär auch gut.« So gingen die Kinder in das Haus der Frau und belächelten die Einrichtung. »Das ist aber altmodisch und kitschig!« meinten beide. Die Frau drehte sich um und hatte Tränen in den Augen, sie war sehr verletzt. Trotzdem deckte sie liebevoll den Tisch und servierte den beiden ein leckeres Menü. Die beiden Kinder entschieden sich, noch ein paar Tage zu bleiben, wenn's hier schon umsonst was zu essen gab. Als die Kinder in dem gemütlichen Gästezimmer schliefen, überlegte sich die Frau die halbe Nacht Gerichte: salzarme und kalorienreduzierte Mahlzeiten, die sie in den nächsten Tagen kochen wollte.

Die beiden Kinder waren überhaupt nicht begeistert und maulten am dritten Tag herum. Sie wollten Eis, Pommes, Currywurst, Süßigkeiten. Die Frau erklärte ihnen liebevoll, sie würden beide später an Diabetes Typ 2 erkranken, darum wäre es besser, gesund zu leben. Der Junge war außer sich vor Wut. Als die Frau zum Ofen ging, um den überbackenen Wirsingauflauf aus dem großen Backofen zu holen, nahm er Anlauf und stieß die Frau mit voller Wucht in den Ofen, wo sie verbrannte. Die beiden nahmen alles, was sie an Süßigkeiten tragen konnten, mit in ihre Taschen und rannten schnell aus dem Haus. Die Frau, die sich so viel Mühe mit den Kindern gegeben hatte, verbrannte jämmerlich im Ofen.

Als ich diese Geschichte vor 12 Jahren das erste Mal gehört habe, war ich total sauer. Hänsel und Gretel, Rapunzel und der Wolf mit den sieben Geißlein waren meine Lieblingsmärchen. Meine Großmutter hat sie mir immer vorgelesen und die hatten Bestand. Es war für mich immer klar, wer die Bösen waren. Meine Vorstellung, wer sind die Guten und wer sind die Bösen, war für mich immer geklärt. Jedoch je mehr ich darüber nachdachte, stellte ich fest, dass ich nie die andere Seite gesehen hatte. Vielleicht stimmte die Geschichte so nicht. Es gab eben auch eine andere Seite. Doch diese Seite sah ich nicht. Einen Perspektivwechsel gab es nicht. Nicht als Kind.
Wenn wir uns darauf einlassen, einen Perspektivwechsel hinzubekommen, erfahren wir ein anderes Verständnis für die Person, mit der wir im Kontakt oder im Gespräch sind, vielleicht erfassen wir eine Situation oder ein Bedürfnis auch völlig neu.
Und um hier eine Brücke zu schlagen, diesen Perspektivwechsel wünsche ich allen Führungskräften in Unternehmen in der Zusammenarbeit mit Menschen, insbesondere der Menschen 50+, erkennen Sie die Motive und Bedürfnisse ihres Gegenübers.
Menschen 50+, die durch ihre Erfahrung, ihr Wissen und ihre Bereitschaft zum Wandel maßgeblich zur Weiterentwicklung in der Pflegelandschaft beigetragen hat, verdienen die volle Anerkennung und Unterstützung der Kollegen, Vorgesetzten und der Gesellschaft!

> Die wichtigsten Dinge, die man einem Menschen schenken kann, sind Liebe, Ehrlichkeit, Vertrauen, Respekt und Zeit!

Nachwort

Liebe Leserinnen und Leser,

Veränderungen sind möglich, wie die vielen Beispiele von Teilnehmer*innen und Unternehmen im Buch zeigen. Die Babyboomer und die Generation X sind aufgewacht, oft erst nachdem sie selbst krank geworden sind, gesundheitlich eingeschränkt waren, ein Burn-out hatten oder die Wertschätzung in Unternehmen nicht erfahren haben.

Genauso wie Mirjas Mutter haben Menschen 50+ erkannt, dass das Leben nicht erst mit der Rente anfängt, sondern dass die Jahre gezählt sind. Es ist für alle Unternehmen eine große Chance, Veränderungen vorzunehmen, denn es dauert nicht mehr lange und der größte Teil der Babyboomer und der Generation X ist nicht mehr auf dem Arbeitsmarkt verfügbar und geht in den verdienten Ruhestand. Die in meinem Buch beschriebenen Eigenschaften dieser Menschen 50+ und deren Veränderung sollten darauf abzielen, diese Generation mit ihren Bedürfnissen und Wünsche zeitnah wahrzunehmen.

Denn, das ist klar, diese Generationen werden sehr große Lücken hinterlassen, die auch nicht unbedingt über neue Fachkräfte aus dem Ausland zu füllen sind, z. B. bedingt durch eine andere Arbeitsmentalität und Sozialisation.

Die Babyboomer und die Generation X haben durch ihre Sozialisation und Prägung eine andere Einstellung zur Arbeit. Das bedeutet, alle nachfolgenden Generationen werden eine völlig andere Arbeitsmentalität zeigen, wenn die Pflegekräfte 50+ nicht mehr in der Arbeitswelt zu finden sind.

Es liegt nun an Ihnen, den Pflegedirektor*innen/Geschäftsführer*innen, kurz an den Unternehmen, die Expertisen dieser Mitarbeiter*innen zu sehen und die Forderungen dieser Menschen 50+ endlich anzuerkennen, die Leistung zu würdigen und wertzuschätzen, denn sie haben es mehr als verdient!

Denn Pflegekräfte 50+ sind derzeit das Rückgrat des Gesundheitswesens und sind unverzichtbar!

Literatur

Berne E (1991): Transaktionsanalyse. Junfermann, Paderborn.

Hurrelmann K, Albrecht E (2020): Generation Greta. Was sie denkt, wie sie fühlt und warum das Klima erst der Anfang ist. Beltz, Weinheim.

Isfort M, Weidner F, Gehlen D (2012): Pflege-Thermometer 2012. Eine bundesweite Befragung von Leitungskräften zur Situation der Pflege und Patientenversorgung auf Intensivstationen im Krankenhaus. Herausgegeben von: Deutsches Institut für angewandte Pflegeforschung e.V. (dip), Köln. Online verfügbar unter http://www.dip.de

Koslowski G (2018): Resilienz in der Pflege. Schlütersche, Hannover.

Quenzel G, Hurrelmann K (2013): Lebensphase Jugend. Eine Einführung in die sozialwissenschaftliche Jugendforschung. 14. Aufl. Beltz, Weinheim.

RosenbergMB (2016): Gewaltfreie Kommunikation , eine Sprache des Lebens, Junfermann Verlag , Paderborn.

Scholz C (2014): Generation Z: Wie sie tickt, was sie verändert und warum sie uns alle ansteckt. Wiley-VCH, Weinheim.

Stahl S (2015): Das Kind in dir muss Heimat finden. Kailisch, München.

Register

Anerkennung 135
Arbeitgeber
– attraktiver 111
Arbeitsbedingungen
– altersgerechte 152
Arbeitsplatzgestaltung 153
Arbeitszeitmodelle 154

Babyboomer 20, 31
Benehmens-Kompetenz 175

Denken
– negatives 80
Dienstplan 113

Einbeziehung 136
Empathie 98
Entscheidungen 84
Entscheidungsprozesse 133
Entwicklung
– berufliche 134
Erfahrung 98, 107
Erschöpfung
– mentale 45
Expertise 107

Feedback 138
Führung
– wertschätzende 133
Führungspositionen 90

Gefühle
– akzeptieren 80
Generation Alpha 25
Generation bis 1945 20
Generationen 20
Generation X 21, 31
Generation Y 21
Generation Z 25
Gen Y 21
Gesellschaft
– Alterung 17
Gesund führen 88
Gesundheitsförderung 124, 142
Gesundheitsförderungs-
  programme 154
Gesundheitsmanagement
– betriebliches 123
Gewaltfreie Kommunikation 162
Glaubenssätze 38
– negative 39
– positive 39

Herausforderungen 124

Intergenerationsdifferenz 20
Intragenerationsvarianz 20

Knowhow 97
Kommunikation 138
Kompetenz 98
– kulturelle 108
Kompetenzen
– soziale 160
Kontinuität 108, 131

Maß 85
Millennials 21
Minimalkonstanz 71

Nachkriegs-Generation 20

Offenheit 83

Personalentwicklung 154
Pflegeberufe
– Erwerbsquote 18
Pflegekräfte
– Bedarf 18
– erwerbstätige 18
Pflegekräfte 50+ 31
Praxisanleiter*innen
– Wünsche 118

Respekt 144

Selbstbewusstsein 99
Selbstliebe 80
Selbstwirksamkeit 58
sieben Geheimnisse des gesunden
  Führens 135
Stabilität 130

Tarifvertrag Entlastung 116
Teammanagement 130
Transaktionsanalyse 170

Unternehmen
– Unterstützungsangebote 158

Vertrauen 144
Vielfältigkeit 108

Wandel
– demografischer 17
Weiterbildung 136
Work-Life-Balance 21, 134, 137
Work-Life-Blend 21

Zeitmanagement 53
Zuverlässigkeit 108

Kraft und innere Stärke für Krisenzeiten

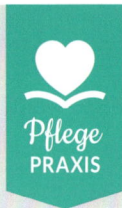

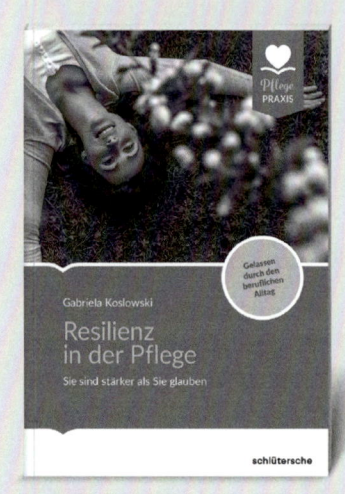

Pflege PRAXIS

Gabriela Koslowski

Resilienz in der Pflege

Sie sind stärker als Sie glauben

200 Seiten, Softcover
ISBN 978-3-89993-986-6
€ 26,95

Auch als E-Book erhältlich

- Zeitmanagement & Selbstliebe – kein Widerspruch für Pflegekräfte
- Individuelle Strategien im Umgang mit den eigenen Ressourcen entdecken
- Wertschätzung lernen und nie wieder vergessen

»Dieser Taschen-Coach ist ein Wegweiser – den Proviant (die Resilienz) erhält jeder Leser unterwegs!«

Gabriela Koslowski

Änderungen vorbehalten.

buecher.schluetersche.de